腹部创伤所致肠损伤的救治策略

FUBU CHUANGSHANG SUOZHI CHANGSUNSHANG DE JIUZHI CELÜE

主编 洪 流 季 刚

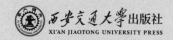
西安交通大学出版社
XI'AN JIAOTONG UNIVERSITY PRESS

图书在版编目(CIP)数据

腹部创伤所致肠损伤的救治策略 / 洪流,季刚主
编. — 西安 : 西安交通大学出版社,2024.6
ISBN 978 - 7 - 5693 - 2808 - 0

Ⅰ.①腹… Ⅱ.①洪… ②季… Ⅲ.①腹腔一创
伤外科学 Ⅳ.①R656

中国版本图书馆 CIP 数据核字(2022)第 181272 号

书　　名	腹部创伤所致肠损伤的救治策略
主　　编	洪　流　季　刚
责任编辑	李　晶
责任校对	郭泉泉
封面设计	任加盟
出版发行	西安交通大学出版社
	(西安市兴庆南路 1 号　邮政编码 710048)
网　　址	http://www. xjtupress. com
电　　话	(029)82668357　82667874(营销中心)
	(029)82668315(总编办)
传　　真	(029)82668280
印　　刷	陕西宝石兰印务有限责任公司
开　　本	720mm×1000mm　1/16　印张　8.25　字数　180 千字
版次印次	2024 年 6 月第 1 版　　2024 年 6 月第 1 次印刷
书　　号	ISBN 978 - 7 - 5693 - 2808 - 0
定　　价	56.00 元

《腹部创伤所致肠损伤的救治策略》
编委会

前　言

目前，每年全世界创伤患者数量超过千万。其中在我国，每年创伤患者数量亦达到百万，尤以腹部创伤者较为常见，所致创伤主要为道路交通事故或摔倒造成的钝挫伤或刺伤造成的穿透伤。腹部创伤通常会出现腹部器官（如肝、脾、肾、肠及其覆盖物和大血管）的损伤，是具有起病急、病情重、变化快、处理复杂等特点的一组急腹症；同时，创伤可致大量出血或腹部内容物漏入腹腔，可能危及患者生命。

近年来国内外医学飞速发展，新技术和新设备被广泛应用，关于腹部创伤的研究不断更新。鉴于此，作者结合自己多年临床经验，在参阅了大量文献和参考资料的基础上，撰写了《腹部创伤所致肠损伤的救治策略》一书。

本书共分为7章，系统介绍腹部创伤的概论、不同武器对腹部创伤的致伤特点、腹部创伤所致肠损伤的病理生理学特点、分级救治，以及肠衰竭的诊断与鉴别诊断、治疗原则等，内容新颖，科学实用，可供各级医疗机构人员阅读参考，也可作为机动卫勤分队和后方医院各级医护人员的工具书。

本书编写团队由中国人民解放军空军军医大学西京消化病医院胃肠外科洪流教授及其他具有丰富临床经验的中青年医师组成。本书在编写过程中，也得到了有关专家的大力支持，在此表示衷心的感谢！

鉴于作者水平有限，书中疏漏之处在所难免，恳请各位专家学者和广大读者批评指正。

编　者
2023 年 8 月

目　录

第一章

腹部创伤概论

　　创伤(trauma)是指机体受到机械力(包括钝器、火器投射物和锐器)打击后所造成的组织破坏。腹部创伤(trauma of abdomen)是一种常见的创伤，具有诊断困难、处理复杂等特点，在平时和战时都比较常见。平时腹部创伤的发生率为0.05%～2%，仅次于头、胸部创伤，战时发生率可达9.8%，腹部创伤多由生产或交通事故造成，少数为吞咽异物和医源性创伤，伤情轻重不等，主要取决于是否合并内脏损伤。有内脏损伤者病情严重，死亡率可高达10%以上，而合并头、胸部创伤时病情更为危重。有国外报道称，伤后救治时间也是影响死亡率的重要因素，12小时内进行手术者死亡率为14%，而伤后12小时以后手术者死亡率高达66%。因此，腹部创伤必须尽早诊断，及时治疗，最大限度地提高伤员存活率。

　　腹部创伤范围较广，凡横膈以下、盆底以上的躯干创伤均属腹部创伤，包括腹壁、腹腔内脏器(肝、脾、胃、肠等)、盆腔脏器(直肠、子宫、膀胱等)、腹膜后器官(肾、胰腺、腹主动脉、下腔静脉等)和横膈、盆底本身的创伤。腹部创伤属于普通外科治疗会诊范围。需要注意的是，脊柱和骨盆的骨折常合并腹膜后或盆腔脏器损伤，因而在临床接诊此类伤员时，不能忽视合并腹部组织器官创伤的可能。

　　20世纪以来，随着医疗技术的进步，腹部创伤的死亡率逐渐下降。第一次世界大战前其死亡率为85%，大战期间为53.5%，第二次世界大战时为25%；朝鲜战争期间美军腹部创伤死亡率为12%，越南战争期间为10%；和平时期，腹部穿透伤死亡率在发达国家已降到3%～5%。随着交通运输业的飞速发展、救护组织的不断完善和救护技术的不断提高，腹部创伤的死亡率显著下降，但目前仍未降至令人满意的水平。其主要原因是，多数腹部创伤同时伴有严重的内脏损伤，如果伴有腹腔实质性脏器或大血管创伤，伤员可因大出血而导致死亡。空腔脏器受损伤破裂时，伤员可因发生严重的腹腔感染而威胁生命。因此，早期正确的诊断和及时合理的处理，是降低腹部创伤伤员死亡率的关键。

第一节　腹部创伤的原因

引起腹部创伤的原因很多，基本可分为物理损伤、化学损伤和医源性创伤等。战时腹部创伤主要由刀刺、枪弹、弹片所引起，在平时常见于交通事故、高空坠落、工业劳动意外，以及打架斗殴中的刀伤、枪伤等。无论开放性或闭合性创伤，都可导致腹部内脏损伤。常见受损内脏依次是脾、肾、肝、胃、结肠等。胰腺、十二指肠、膈、直肠等由于解剖位置较深，故损伤率较低。由于腹腔脏器多，腹部创伤常是多发伤的一部分，易引起大出血和严重感染，导致休克和呼吸衰竭，甚至死亡。总的来看，引起腹部创伤的原因主要有以下几类。

一、交通撞击伤

交通撞击伤为目前导致腹部创伤的首要病因。现代创伤中交通撞击伤以高能创伤（车辆高速行驶所发生的交通撞击伤）为特点，碰撞、冲击、挤压等钝性暴力可造成严重的腹部闭合性创伤。

二、高处坠落伤

随着高层建筑物增多，高处坠落伤的发生率逐渐增多。高处坠落伤通过着地部位直接摔伤和力的传导致伤。腹部创伤以肝、脾破裂致腹腔内出血多见，多伴有脊柱等多发骨折和颅脑创伤等。

三、火器伤

火器伤是指火药引爆所致的人体损伤，包括爆炸伤、枪弹伤和锐器刺伤等。这种致伤因素是战时腹部创伤的主要原因。损伤后，腹腔内既有外来的污染，如尘土、泥石、铁片、木屑、衣服碎片和子弹、弹片等异物的存留，又有内脏破裂外溢的消化液或粪便所致的腹膜炎，以及实质脏器和血管破裂引起的出血。

四、剧烈爆炸引起的气浪或水浪的冲击伤

剧烈爆炸引起的气浪或水浪的冲击伤又称爆震伤，是指强烈的爆炸（如重型炸弹、鱼雷、核武器等爆炸）产生的强烈冲击波造成的创伤。伤员体表可无伤痕，但体内的器官却遭受严重的损伤。地面、空中爆炸的冲击波多引起耳和胸部损伤，表现为失听、耳痛、头晕、平衡失调（由于鼓膜穿孔、鼓室出血所致），或气胸、血胸。水中爆炸的冲击波多伤及腹部内脏，出现腹痛、腹部压痛、腹膜炎表现，腹腔内实质性脏器破裂、出血者可出现休克。胸部受伤时可出现颅内压增高症状。

五、化学性创伤

化学性创伤指由腐蚀性的强酸、强碱或毒物等造成的创伤。

六、其他原因

吞食异物（金属类）造成创伤等。

第二节　腹部创伤的分类

一、按创口形态分类

按创口形态分类，腹部创伤可分为开放性创伤和闭合性创伤。

（一）开放性创伤

开放性创伤多由利器或火器所致，按腹膜是否破损又分为穿透伤和非穿透伤两种情况。有腹膜破损者，腹腔与外界相通，称为穿透伤，多数伤及脏器，肠管可膨出，易发生感染，明确诊断较为容易。没有腹膜破损者称为非穿透伤，也可伴有脏器损伤。开放性创伤包括两种情况，其中投射物有入口、出口者为贯通伤，有入口、无出口者为非贯通伤。

（二）闭合性创伤

闭合性创伤常由挤压、碰撞、拳击、足踢等钝性暴力引起，故又称钝性创伤，易伤及实质性脏器，如肝、脾、肾、胰等，也可伤及空腔脏器，如膀胱或胃肠道等。闭合性创伤伤员腹壁上无伤口，腹腔内脏器可能有严重的创伤，但容易被忽视，直到发生休克才发觉。因此，从临床诊治的角度来看，闭合性腹部创伤的确诊具有更重要的意义。开放性创伤伤员腹壁均有伤口，一般需要剖腹手术（尤其是穿透伤或贯通伤），即使伴有内脏损伤，也比较容易发现；然而，闭合性创伤伤员由于体表无伤口，有时很难确定是否伴有内脏损伤。

二、按腹腔内受伤脏器的数量分类

按腹腔内受伤脏器的数量分类，腹部创伤可分为单发性创伤、多发性创伤。

（一）单发性创伤

腹腔内单脏器受创伤且仅有一处创口，如肝破裂、脾破裂和肠管破裂。

（二）多发性创伤

因交通事故、工伤意外、打架斗殴和弹片等致伤员多发性创伤的发病率高达

50％左右。多发性创伤的形式可能是多种多样的，一般可归纳为如下 3 种：①除腹部创伤外，尚有腹部以外的合并创伤；②腹内某一脏器有多处破裂，如肝创伤时，左半肝和右半肝同时有多处破裂，即肝多发性创伤；③腹内有一个以上脏器受到创伤，如肝创伤同时有胃或十二指肠创伤，这种情况又称为合并伤，即肝创伤合并胃或十二指肠创伤。不论是哪一种情况，在诊断和治疗中，都应注意避免漏诊，否则必将导致严重后果。提高警惕和加强诊治中的全局观是避免这种错误的关键。例如，对血压偏低或不稳的颅脑创伤员，经一般处理后未能及时纠正休克，即应考虑到腹腔内出血的可能，而且在没有脑干受压或呼吸抑制的情况下，应该优先处理内出血。另外需要强调的是，在开放性腹部创伤诊断中，要特别考虑创伤是否为穿透伤或贯通伤，因为穿透伤或贯通伤伤员绝大多数伴有内脏创伤。

三、按受伤脏器的组织特点分类

按受伤脏器的组织特点分类，腹部创伤可分为空腔脏器破裂和实质性脏器损伤。

(一)空腔脏器破裂

空腔脏器破裂指胃肠道、膀胱、胆道等中空脏器因外力作用导致破裂，消化液或尿液等流入腹腔引起腹膜炎，主要表现为急性腹膜炎的临床表现，包括体温逐渐升高，脉搏增快，腹痛加剧，腹式呼吸运动受限，股部有压痛、反跳痛、肌抵抗，肠鸣音减弱或消失，X 线检查多可见膈下气体，后期可出现感染性休克的一系列表现。

(二)实质性脏器损伤

实质性脏器损伤指肝、脾和胰等实质性脏器受损伤，主要表现为腹腔内出血，肝或胰损伤时因胆汁、胰液流入腹腔，可有化学性腹膜炎的表现，临床上可有腹膜刺激征。出血多时，腹部叩诊有移动性浊音，同时很快出现贫血征象，血红蛋白逐渐下降，伤员陷入失血性休克状态，若不及时抢救，短期内即会危及生命。

当腹部创伤严重时，以上两种情况可能同时存在。

四、其他创伤类型

根据致伤源的性质不同，腹部创伤也可分为锐器伤和钝性伤。锐器伤引起的腹部创伤均为开放性创伤，钝性伤一般为闭合性创伤。

医源性创伤指临床上行穿刺、内镜、钡灌肠或刮宫等诊治措施引起的腹部创伤。

第三节　腹部创伤的应用解剖

一、腹壁和腹膜腔的解剖

(一)腹壁的解剖特点

人体的腹壁,上界连接下胸壁,位于剑突、肋弓和第 11 肋骨及第 12 肋骨的肋端;下界与臀部及下肢相连,界于耻骨联合、耻骨结节、腹股沟韧带、髂前上棘和髂嵴。腹壁以腋后线为界可分为腹前外侧壁和腹后壁。本节重点讨论与腹部创伤外科关系密切的腹前外侧壁的应用解剖。为了确定腹内脏器损伤或病灶在体表的投影部位,临床上把腹前外侧壁分为 9 个区,即腹上区和左、右季肋区;脐区(腹中区)和左、右腰区;腹下区和左、右腹股沟区(图 1-1)。

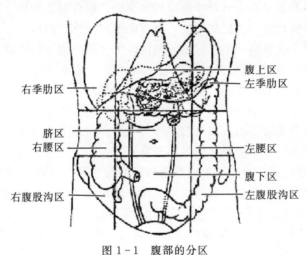

右季肋区　　　　　　　　　　腹上区
　　　　　　　　　　　　　　左季肋区

脐区
右腰区　　　　　　　　　　　左腰区

　　　　　　　　　　　　　　腹下区

右腹股沟区　　　　　　　　　左腹股沟区

图 1-1　腹部的分区

1. 腹前外侧壁层次

腹前外侧壁是腹部创伤外科手术的主要入路部位。腹前外侧壁自外向内由皮肤、皮下组织、浅筋膜、肌层、腹横筋膜、腹膜外组织和壁腹膜 7 层结构组成。

(1)皮肤:腹前外侧壁皮肤的特点是细薄而富有弹性,易与深部组织分离,有较大的移动性,能适应腹、盆腔脏器容积的变化,并且能适应腹内压力的增大。在腹部高度膨隆的情况下,腹前壁与脊柱的距离可达正常值的 3 倍。腹前外侧壁的张力线以横行为主。

(2)皮下组织:其特点是脂肪厚薄不均,腹壁的上、下浅静脉在该层内行走,并有广泛的交通支。

(3)浅筋膜:由脂肪组织和疏松结缔组织构成。以脐为界,腹前壁的浅筋膜分为上、下两部分。上部为单一薄层，与胸前部的浅筋膜相连接。下部分为两层，浅层为脂肪层，又称 Camper 筋膜，厚度因人而异，向下与会阴部的脂肪层相延续；深层为膜性层，又称 Scarpa 筋膜，在中线处附着于腹白线，向内下连接会阴部的浅筋膜（Colles 筋膜）。当尿道球部损伤导致尿外渗时，尿液通过会阴浅筋膜与深筋膜间的间隙扩散，可向上达腹壁 Scarpa 筋膜的深面，但却不能越过前正中线，也不能下达于股部。

（4）肌层：腹前外侧壁肌层由仅靠前正中线两侧纵向的直肌群和其两侧的 3 层阔肌组成。①位于正中线两旁自上而下有腹直肌（rectus abdominis）和锥状肌群，腹直肌被前、后鞘包绕，但在其下 1/4 半环线处无后鞘。脐上两侧腹直肌前、后鞘在上腹正中线处相融合形成腹白线，而脐下方则缺如。腹直肌自上而下有多个腱划，作用是把腹直肌分为若干段，除能增强腹肌力量外，一旦因创伤感染时，该腱划能起到制约感染扩散的作用。②位于侧腹壁的肌群自外到内有腹外斜肌、腹内斜肌和腹横肌，其纤维方向相互交错。腹外斜肌向内下，腹内斜肌向内上，腹横肌是横行走向。这些肌的止点逐渐形成腱膜，向内与腹直肌前、后鞘连接，向下构成联合肌腱，部分腹内斜肌的纤维伴随精索下行构成提睾肌。

（5）腹横筋膜：是腹前外侧壁深筋膜的最内层，其特点是纤维厚薄不等，横向走行，向上与膈下筋膜相连，后方与髂腰筋膜相延续，向下附着于髂嵴内缘及腹股沟韧带（inguinal ligament），并在腹股沟韧带中点构成腹股沟管的内环，继续延续形成精索内筋膜。由于腹横筋膜参与构成筋膜间隙，所以当腹部创伤时，该筋膜具有限制出血、感染及尿外渗的作用。

（6）腹膜外组织：为填充于腹横筋膜和壁腹膜之间的疏松结缔组织，该层组织主要分布在腹前壁下部，向后与腹膜后腔的疏松结缔组织相延续，而在脐周处缺如。

（7）壁腹膜：衬于腹、盆腔壁内表面的腹膜，为腹前外侧壁的最内层，向上移行为膈下腹膜，向下延续为盆腔腹膜。

2. 腹前壁的血管

腹前壁的血管来自下 6 对肋间动脉，4 对腰动脉和腹壁上、下动脉。除此以外还有旋髂深、浅动脉，腹壁浅动脉和阴部外浅动脉等，这些动脉分别位于腹壁的深层及浅层，静脉多伴行动脉分别汇于锁骨下静脉、髂外静脉和奇静脉。在浅静脉中有胸腹壁静脉，该静脉在脐周相互吻合成网，脐上静脉汇入上腔静脉，脐下静脉汇入下腔静脉，脐上、下静脉是相互沟通的。一旦脐上、下静脉或其属支出现血流障碍时，腹壁浅静脉因开放交通支而怒张。若伤员有门静脉高压时，脐周静脉也可与脐静脉成脐旁静脉沟通，从而降低门静脉的压力。

3. 腹前壁的淋巴管

腹前壁的淋巴管分布在腹壁的深、浅两层中，两层间有交通支。在浅层内脐上的淋巴液流入腋下和胸腔内的淋巴结，脐平面的淋巴液流入腹股沟浅淋巴结，脐周围淋巴液经肝圆韧带流入肝淋巴管。在深层中，脐以下淋巴液汇入髂外淋巴结，脐上的淋巴液汇入胸骨旁淋巴结，腹壁外侧的淋巴液汇入腹主动脉旁淋巴结。

4. 腹前壁的神经

腹前壁的神经来自第 7～12 对胸神经和第 1 腰神经、髂腹下神经和髂腹股沟神经。肋间神经支配腹部的皮肤、肌肉和壁腹膜。

(二)腹膜和腹膜腔的解剖特点

腹膜(peritoneum)是一层很薄的浆膜，由单层扁平间皮细胞及少量结缔组织构成。其内层为覆盖在腹腔、盆腔脏器表面的浆膜，称为脏腹膜(visceral peritoneum)；其外层衬贴于腹腔各壁、骨盆壁的内面，称为壁腹膜(parietal peritoneum)，内、外层腹膜相互连接。腹膜腔(peritoneal cavity)由壁层和脏层两层腹膜构成，是人体最大的体腔。在男性其是封闭的；而在女性则经输卵管与外界相通，因此女性月经期间的经血或液体会从输卵管进入腹膜腔。若将腹膜腔内的浆膜展开，其面积相当于成人体表的皮肤面积，大约为 $1.5 \ m^2$。在正常情况下，腹膜腔内不含有气体，但有少量(50～75 mL)液体，起润滑作用，该液体不断分泌、吸收，保持一定平衡。但在腹部创伤或感染时，腹膜腔内分泌和容纳的液体(如血液)可达数千毫升之多。腹膜有非常强大的吸收能力，能吸收腹膜腔内的积液、空气和毒素等，因此在严重腹膜炎时，如不能积极引流，则腹膜腔内毒性物质会被腹膜快速大量吸收而导致感染中毒性休克。

1. 腹膜形成的结构

腹膜腔的腹膜可以延伸成腹膜腔内脏器的系膜、韧带或网膜，如大肠和小肠的系膜，肝、脾周围的韧带及大网膜、小网膜等。

(1)大网膜(greater omentum)：腹膜腔内的大网膜是胃大弯和横结肠前的双层腹膜下垂而形成的，大网膜的活动度很大，对腹腔感染有明显的防御作用。若有腹部外伤或感染时，大网膜能很快吸收包绕病灶，起到限制炎症扩散的作用，故被称为腹腔内的"警察"。

(2)小网膜(lesser omentum)：小网膜位于肝门与胃、十二指肠之间的双层腹膜，其右缘构成肝十二指肠韧带。该韧带内有门静脉、肝动脉和胆总管，若有肝胆血管急性出血时，用手压迫小网膜孔能起到控制出血的作用。

(3)腹膜腔(peritoneal cavity)：腹膜腔以盆腔为界，此缘以上通常称为腹腔，以下称为盆腔。腹膜延伸到盆腔时，形成多个皱襞或陷凹，有膀胱前皱襞(rectovesical pouch)、膀胱子宫陷凹(vesicouterine pouch)、直肠子宫陷凹(rectouterine pouch)等。当腹腔内有积血或积液时，可以通过肛门指诊或肠镜进行诊治。

腹膜腔有大腹膜腔和小腹膜腔之分。小腹膜腔又称网膜囊（omental bursa），位于胃后壁、小网膜和胃结肠韧带的后方以及左膈及左肝的下方，该间隙的下方是胰腺的上缘。剩余的腹膜腔包括盆腔在内为大腹膜腔。大、小腹膜腔在网膜孔（omental foramen，又称 Winslow 孔）处相互沟通。若因腹部损伤造成腹腔感染，小腹膜腔内有大量积血或积液存在时，令伤员取半卧位，小腹膜腔内的液体可通过网膜孔流入盆腔，利于体位引流。

2. 腹膜与腹腔脏器的关系

脏腹膜移行构成腹、盆腔脏器的外膜，但各个脏器被覆的情况又有不同。根据脏腹膜包被脏器的程度，将腹、盆腔脏器分为三大类。

（1）腹膜内位脏器：这类脏器突向腹膜腔，表面完全被脏腹膜覆盖。腹膜内位脏器有胃、十二指肠球部、空肠、回肠、阑尾、横结肠、乙状结肠、脾、卵巢和输卵管等。腹膜内位脏器一般活动性较大。

（2）腹膜间位脏器：这类脏器有肝、胆囊、升结肠、降结肠、直肠上部、膀胱和子宫等，其大部分表面被脏腹膜覆盖。

（3）腹膜外位脏器：这类脏器如十二指肠降部及水平部、胰、肾、输尿管和直肠中下部等，仅有一面被脏腹膜覆盖。

掌握腹、盆腔脏器被覆腹膜的情况对腹部创伤外科手术有重要意义。行腹膜内位脏器手术，如胃大部切除术、脾破裂脾切除术等，必须经腹膜腔才能进行。行腹膜外位脏器手术，如肾破裂手术、输尿管手术，则可以在腹膜腔外进行，从而避免腹膜腔感染和术后腹腔粘连。

3. 腹膜的血管

腹膜的动脉来自肋间动脉和腹主动脉的分支，静脉血回流到门静脉或下腔静脉。

4. 腹膜的淋巴

腹膜的淋巴在腹腔内先汇入腹部淋巴结，再经前纵隔的淋巴管汇入胸导管。腹膜间皮细胞下方的结缔组织中，有许多小孔和一侧为盲端呈扁平膨大的淋巴池，称为陷窝，淋巴孔通过腹膜下淋巴小管与淋巴陷窝相交通，其排列与膈肌纤维方向平行并有瓣膜，以防淋巴液向腹内反流。膈肌的上下运动可以使淋巴池的液体流向纵隔内的淋巴管，再经胸导管回流到血循环。

5. 腹膜的神经

壁腹膜的神经来自第 7～11 肋间神经和第 1 腰神经的分支，属周围神经，对腹腔病定位较准确，若受炎症或创伤的刺激，可引起腹肌紧张；脏腹膜的神经来自交感和副交感神经，属内脏神经，对痛感觉定位差，但对牵拉、压迫或膨胀的刺激较敏感。

二、腹部创伤相关的胃肠道解剖

(一)胃的解剖

胃是消化道中最膨大的部分，位于上腹部，具有贮存食物及消化的功能。其平均容积由出生时的 30 mL 增加到青春期的 1000 mL，成年可达 1500～2000 mL。胃与肝胃韧带、胃结肠韧带共同将横结肠以上的腹腔分隔为前、后两区，前方是前腹壁和肝的左叶，后方为小网膜囊并紧邻胰腺。胃主要分为贲门、胃底、胃体、幽门部四部分。

食管下段括约肌组成了胃食管连接部远端，它随着吞咽而放松，然后收缩，以防止胃内容物反流。幽门括约肌使十二指肠反流减少到最小程度，并且通过其运动将食物送入十二指肠。

胃壁由外向内依次为浆膜层外层纵行、中层环行、内层斜行的平滑肌，然后是黏膜肌层、黏膜下层和黏膜层。黏膜下小动脉供应黏膜丰富的毛细血管网。胃的血流丰富，由 5 条主要动脉供应，即胃左动脉、胃右动脉、胃网膜右动脉、胃网膜左动脉及胃短动脉，这些动脉主要来自腹腔干及其分支。胃左动脉供应胃小弯的上部。胃右动脉供应小弯侧的远端。胃网膜右动脉与胃网膜左动脉吻合，分布于胃大弯。胃短动脉分布于胃底。胃的血供在黏膜下层形成广泛的血管网，故只要保存一支主要动脉，胃壁便没有缺血的危险。部分人还存在胃后动脉，起于脾动脉，上行于网膜囊后壁腹膜后方，经胃膈韧带至胃底后壁。左膈下动脉也可发 1 或 2 支逆行支分布于胃底上部和贲门。胃的静脉中，胃右静脉沿胃小弯右行，注入门静脉，途中收纳幽门前静脉。胃左静脉(也称胃冠状静脉)沿胃小弯左行，至贲门处转向右下，汇入门静脉或脾静脉，其食管支与奇静脉的食管支相吻合，形成食管静脉丛。胃网膜右静脉沿胃大弯右行，注入肠系膜上静脉。胃网膜左静脉沿胃大弯左行，注入脾静脉。胃短静脉来自胃底，经胃脾韧带注入脾静脉。此外，多数人还出现胃后静脉，由胃底后壁经胃膈韧带和网膜囊后壁腹膜后方，注入脾静脉。

胃的淋巴分为 4 组，即胃左、右淋巴结，胃网膜左、右淋巴结，幽门上、下淋巴结和脾淋巴结。其淋巴液经胃大、小弯血管周围的淋巴结群，最后汇入腹腔淋巴结。

胃的交感神经主要发自腹腔神经节的节后纤维，伴随腹腔干动脉的分支走行分布，具有减少胃液分泌和抑制蠕动的作用。副交感神经则来自左、右迷走神经，至食管下端又重新合成迷走神经前干和后干进入腹腔。迷走神经前干在胃小弯近侧分出肝支和胃前支，迷走神经后干分出腹腔支和胃后支。胃前、后支伴胃左动脉沿胃小弯走行，分别分出 4～6 小支分布至胃前、后壁，为壁细胞的分泌性神经。其末支在胃小弯角切迹附近以"鸦爪"形分布于幽门窦及幽门管的前、后壁，支配胃窦部的运动功能；内脏支(交感神经)与动脉供应相对应。

(二)十二指肠的解剖

十二指肠位于第 1 腰椎至第 3 腰椎的右前方，全长约为 12 横指，起于幽门，止于屈氏韧带。除始末两端外，其余部分均处于腹膜后，属于腹膜后脏器。十二指肠分成 4 段。

第 1 段为球部，长约 5 cm，起自胃的幽门，走向右后方，为其游离部分，十二指肠壶腹部黏膜缺少横行皱襞。十二指肠动脉位于球部后方，损伤时容易引起大出血。

第 2 段为降部，是腹膜外位器官，无活动性，其左侧紧贴胰头，并与后者有共同血管供应。两者之间的后方有胆总管走行，开口于大乳头。大乳头是胆管和胰管的开口，位于降段中部内侧缘。

第 3 段是水平部，位于横结肠系膜的两层腹膜内，在十二指肠横部的前面，肠系膜上动脉与肠系膜上静脉紧贴此部前面下行。肠系膜上动脉夹持部分的胰腺组织，称钩突。此处若发生病变，早期、中期症状不明显，晚期可表现为阻塞性黄疸，危及生命。肠系膜上动脉可以压迫水平部，引起肠梗阻。

第 4 段为升部，平第 2 腰椎左侧，转向前左下方形成十二指肠空肠曲，与空肠的起始部相连接。空肠的起始部被悬韧带固定于腹膜后，并通过十二指肠悬肌悬吊于膈肌角，即常称的屈氏韧带。在十二指肠空肠曲处，有腹膜返折附着形成的陷凹，称为十二指肠旁隐窝和十二指肠下隐窝。

十二指肠与胰腺有共同的血供。胃十二指肠动脉分出胰十二指肠上动脉，肠系膜上动脉分出胰十二指肠下动脉，两动脉分别分出前、后支，在胰头和十二指肠之间形成前、后动脉弓。十二指肠静脉多与动脉伴行，主要有胰十二指肠上、下静脉，幽门上、下静脉和十二指肠后静脉。这些静脉最终汇入肠系膜上静脉或肝门静脉。

十二指肠上部的淋巴回流至幽门上、下淋巴结，部分汇入胰十二指肠前上和后下淋巴结。降部以下淋巴回流到腹腔或肠系膜上淋巴结。

十二指肠的神经来自腹腔及肠系膜上神经丛，胃迷走神经的幽门支也支配十二指肠的上部。

(三)空肠和回肠的解剖

空肠与回肠占据结肠下区的大部分。空肠、回肠均为腹膜内位器官，可自由活动，借肠系膜悬附于腹后壁，称小肠系膜。据统计，空肠、回肠迂曲多襻，空肠约占近侧的 2/5，回肠约占远侧的 3/5。空肠肠管较回肠粗，壁较厚，色较红，富有血管，黏膜环状皱襞多而高，系膜内血管弓大而少，直血管支较长，回肠则与之相反。

小肠系膜将空肠、回肠悬附于腹后壁，其在腹后壁附着处称为肠系膜根，从第 2 腰椎左侧斜向右下，到达右骶髂关节前方，长约 15 cm。肠系膜根部至肠管的距离长短不一，最长可达 25 cm，故小肠活动度很大。小肠系膜由两层腹膜构成，内含血管、淋巴、神经和脂肪组织。远端小肠系膜含脂肪较多，故回肠系膜血管网不易看清。在系膜缘处，肠壁与两层腹膜围成系膜三角，该肠壁无浆膜，不易愈合，故当肠损伤需行小肠切除吻合术时，应注意防止肠瘘形成和感染扩散。

空肠、回肠的动脉主要来自肠系膜上动脉，该动脉发出小肠动脉 10～20 支，其分支互相吻合成弓。近 1/4 段小肠只有一级血管弓，中 2/4 段有二、三级血管弓，远 1/4 段有四级血管弓。小肠系膜末级血管弓发出直动脉分布于肠壁，直动脉间缺少吻合。行肠切除吻合术时应做扇形切除，并将对系膜缘侧的肠壁稍多切除些，以保证吻合口对系膜缘侧有充分血供。空肠、回肠的静脉与动脉伴行，汇入肠系膜上静脉，并沿相应动脉右侧上行，至胰颈后方与脾静脉汇合成肝门静脉。

小肠系膜淋巴结有 100～200 个，沿肠血管及血管弓分布，输出管注入肠系膜上淋巴结。后者注入腹腔干周围的腹腔淋巴结，最后汇入肠干注入乳糜池。

（四）阑尾的解剖

阑尾长 6～12 cm，其根部附于盲肠后内侧壁、3 条结肠带的会合点。其体表投影约在脐与右髂前上棘连线的中 1/3 和外 1/3 交界处，称麦克伯氏点（McBurney point，简称麦氏点）；也可用左、右髂前上棘连线的右 1/3 和中 1/3 交界处兰茨点（Lanz 点）作为投影点。阑尾尖端活动度很大、位置多变，常见的位置有回肠前位、盆位、盲肠后位、回肠后位和盲肠下位，此外，尚有高位阑尾、盲肠壁浆膜下阑尾、腹膜后位阑尾以及左下腹位阑尾等特殊位置，给诊断和手术寻找阑尾带来困难。

阑尾动脉来自回结肠动脉或其分支，盲肠前、后动脉，一般为 1 或 2 支，为终末支，与盲肠血运没有交通。阑尾静脉经回结肠静脉、肠系膜上静脉汇入门静脉。成人阑尾的管腔细，阑尾开口小，易为粪石梗阻，引起炎症；小儿的阑尾壁肌层较成人薄，且常不完整，发炎时易致早期穿孔。按照现代医学的观点，阑尾有较丰富的淋巴组织，与人体的免疫有关。

（五）结肠的解剖

结肠始于回盲瓣，止于乙状结肠与直肠交界处，总长约 10 cm，分为盲肠、升结肠、横结肠、降结肠和乙状结肠。

1. 盲肠

盲肠位于右髂窝，全部为腹膜被覆，稍可移动。盲肠有两个开口。一个开口位于内后壁，是回肠通向盲肠的开口，回肠的环形肌从此口突入盲肠腔，形成上、下各一个半月形皱襞，称为回盲瓣，具有括约肌作用，以防止盲肠内容物的逆流。另一个开口在回盲瓣下约 2 cm 处，为阑尾开口。直肠后方紧邻髂腰肌、髂血管、右输尿管、精索血管（卵巢血管）和股神经。

2. 升结肠

升结肠始于盲肠，长可达 12～20 cm，为腹膜间位器官，其后方与腹后壁相贴，因此结肠损伤或病变有时可累及腹膜后隙。其前方及两侧有腹膜覆盖，后方有疏松结缔组织，内有神经，与右肾、髂腰肌筋膜相邻，后内侧与右输尿管、十二指肠降段、精索（卵巢）血管相邻。结肠肝曲前方与阴囊、右肝叶关系密切。其外侧为右结肠旁沟，上通右肝下间隙，下通髂窝、盆腔，故肝下间隙积脓时，可沿此沟流入右髂窝与盆腔。

3. 横结肠

横结肠自结肠肝曲至结肠脾曲，移行于降结肠，长约 50 cm。全长均借横结肠系膜系于腹后壁，属腹膜内位器官，与肾、胃、十二指肠、胰腺关系密切，上方有胃结肠韧带与胃大弯相连，下方与大网膜相连。脾曲位置较高、靠后，由膈结肠韧带固定于后腹壁，手术时易损伤胰尾及脾下极。

4. 降结肠

降结肠自结肠脾曲起始，经左肾外侧缘和腰方肌前方下降，至髂嵴处移行于乙状结肠，长约 20 cm，属腹膜间位器官。外侧为左结肠旁沟。

5. 乙状结肠

乙状结肠自髂嵴水平向内下达第 3 骶椎前方与直肠交接，长度变化较大，为腹膜内位器官，有较长系膜，活动度大，后方与左输尿管及左侧髂血管关系密切。乙状结肠与直肠交界处肠管腔变狭小，部分被腹膜覆盖，肠系膜消失；结肠带、结肠袋和肠脂肪垂均消失，乙状结肠黏膜皱褶逐渐展平。

结肠壁的黏膜有半环形的皱襞，皱襞上无绒毛。肌层由内环、外纵两层平滑肌组成，但外纵层分布不均匀，主要集中于沿肠管纵行的 3 条带。由于结肠带收缩，使结肠皱缩形成结肠袋。浆膜层形成大小不等的肠脂肪垂。结肠的动脉供应以脾曲为界，右半结肠由肠系膜上动脉所供应，分出回结肠动脉、右结肠动脉和中结肠动脉；左结肠动脉、乙状结肠动脉供给左半结肠血运。这些动脉在靠近结肠边缘处的分支互相吻合成动脉弓（边缘动脉），再从动脉弓发出分支，分别行向肠管两侧，每支分成长、短支进入肠管壁。静脉与同名动脉伴行，分别汇入肠系膜上、下静脉，再汇入脾静脉，最后汇入肝门静脉。

结肠的淋巴管可经 4 群淋巴结引流，分别为结肠上淋巴结、结肠旁淋巴结、中央淋巴结和中间淋巴结。肠系膜上、下淋巴结和腹腔淋巴结的输出管共同组成肠干。部分结肠淋巴管经腰淋巴结汇入腰干。

结肠的神经支配来自肠系膜上、下神经丛，迷走神经的副交感纤维仅支配结肠脾曲以前的肠管，脾曲以下的结肠则由骶 2、骶 3、骶 4 节段发出的副交感神经支配。

(六)直肠和肛管的解剖

直肠在第 3 骶椎水平续于乙状结肠，下与肛管相连，平均长约 12.5 cm。直肠的上 1/3 有腹膜覆盖在其前面和两侧面，属腹膜间位；中 1/3 仅前方有腹膜覆盖，故属腹膜外位；下 1/3 全无腹膜覆盖。腹膜返折处距肛门 7cm 左右。直肠位于盆腔后部，肛管则位于会阴部的肛区内。直肠在矢状面上有两个弯曲，骶曲与骶骨盆面的曲度一致，凸弯向后；会阴曲在尾骨尖处，凸弯向前。直肠上、下两端较窄，中间较膨大，直肠腔内常有 3 个半月形皱襞，其中直肠横襞最大且较恒定。直肠肌层分为内环、外纵，远侧与提肛肌及肛内括约肌相连。内环肌到直肠远端逐渐加厚，形成肛管内括约肌，其外包绕有横纹肌之外括约肌。直肠在腹膜返折以下由盆筋膜脏层所形成的筋膜鞘包绕。腹会阴筋膜的壁层在直肠两侧形成侧韧带，将直肠固定于盆壁上。该筋膜后方与骶骨筋膜之间为疏松纤维结缔组织。骶骨筋膜后有骶前血管丛，容易被损伤，可造成严重出血。男性直肠前壁下部和中部与前列腺、输精管壶腹和精囊腺相邻，上部隔直肠膀胱陷凹与膀胱底相邻；女性直肠前壁下部与阴道相邻，上部隔直肠子宫陷凹与阴道上段和子宫颈相邻。肛管长约 3 cm，上部黏膜有肛柱。各肛柱上端的连线称肛直肠线，为直肠和肛管的分界线。相邻肛柱下端有半月形态的皱襞相连，称为肛瓣。在肛柱和肛瓣之间的小隐窝称为肛窦。各肛柱下端和肛瓣相互连成锯齿状连线，称为齿状线。齿状线下方有约 1 cm 宽、表面平滑的环状带，称为肛梳(痔环)。肛梳下方有一浅沟，称为白线(或称 Hilton 线)，为肛门内括约肌与肛门外括约肌皮下部的分界处，此线下 1 cm 左右为肛门。

直肠上部由直肠上动脉供血。该动脉经乙状结肠系膜根入盆腔，到第 3 骶椎高度分为左、右两支，分别行于直肠两侧壁。直肠下部接受直肠下动脉的分支。骶正中动脉至直肠后壁并与直肠上、下动脉分支相吻合。肛管由阴部内动脉发出的肛动脉供血。

直肠和肛管的静脉起自直肠内静脉丛。齿状线以上肠管的静脉丛经直肠上静脉和直肠下静脉分别回流到肠系膜下静脉和髂内静脉。齿状线以下肛管的静脉丛经肛静脉至阴部内静脉，最后汇入髂内静脉。直肠内静脉丛由于缺乏周围组织支持，易发生静脉曲张而形成痔。门静脉系统与腔静脉系统在齿状线附近的交通支互相沟通，因而在门静脉高压症时，此处为一侧支循环通路。直肠和肛管的淋巴结分为上、下两组，并互相沟通。上组收集齿状线上方的淋巴回流，直肠上部的淋巴管先注入直肠旁淋巴结，后入肠系膜下淋巴结；直肠下部以及齿状线以上肛管的淋巴管随直肠下动脉入髂内淋巴结和骶淋巴结。下组在齿状线下方，位于肛管及外括约肌附近，收集肛管下部、肛门及外括约肌周围淋巴网的淋巴液，注入腹股沟浅淋巴结。

直肠和肛管的神经支配。齿状线以上的肠道接受来自盆丛的交感神经和副交感神经，对疼痛刺激不敏感；齿状线以下的肛管接受阴部神经的分支肛神经支配，对疼痛刺激敏感，定位确切。盆腔交感神经由腹下神经丛分出下行，在直肠侧后方形成盆腔神经丛，部分来自骶 4 交感神经节后纤维。盆腔副交感神经由左、右骶 2～4 神经节发出，这些神经纤维在膀胱、直肠、前列腺处形成盆腔神经丛。

三、腹部创伤相关的肝、胆、胰、脾解剖

(一)肝脏的解剖

肝脏是人体最大的腺器官，血液循环丰富，结构复杂。肝脏又是体内最大的实质性脏器，略呈三角形，重 1200～1600 g。肝大部分位于右季肋区，小部分位于左季肋区，左、右肋弓间的部分与腹前壁相贴。肝脏分为上、下两面(膈面与脏面)，前、后、左、右四缘。

肝的上前方有纵向的镰状韧带，其游离缘内有肝圆韧带，镰状韧带向上延伸并向左、右贴附于横膈而成。冠状韧带又向左、右延伸成为左、右三角韧带，将肝脏固定于膈面，肝膈面后部冠状韧带前、后层间有一无腹膜被覆的三角区。肝下面凹陷，与腹腔脏器接触。在肝的脏面与胃及十二指肠之间，有肝胃韧带及肝十二指肠韧带。

肝脏脏面有两个纵沟，构成 H 形的肝裂。左纵沟较窄，由脐静脉窝及静脉韧带构成；右纵沟较宽，其前半部为胆囊窝，容纳胆囊，后半部为腔静脉窝，下腔静脉从此穿过，肝左、右静脉在此注入下腔静脉，故称为第二肝门。横沟连于两纵沟间，有肝管、淋巴管、神经、门静脉及肝动脉的分支出入，称为肝门或第一肝门。在肝脏下腔静脉窝处，有肝右后下静脉和众多的肝短静脉接汇至下腔静脉的前面及侧面，称为第三肝门。肝损伤涉及下腔静脉时，需要修复肝后下腔静脉，应注意该区域的解剖特点。

肝膈面左纵沟的左侧为左叶，右纵沟的右侧为右叶，两纵沟之间的部分又被横沟分为前方的方叶和后方的尾叶。肝下缘锐利，有两个切迹，位于右侧者为胆囊切迹，位于左侧者为肝圆韧带切迹。

肝内管道包括格利森（Glisson）系统和肝静脉系统，二者在肝脏内呈交指状排列。

Glisson 系统是由互相伴行的肝门静脉、肝动脉、肝胆管构成的门脉系统管道，外有纤维鞘（Glisson 鞘）包裹，其中肝门静脉由肠系膜上静脉和脾静脉在胰颈后方汇合而成，在肝十二指肠韧带内行走于肝固有动脉及胆总管后方。在肝门部分为左、右两支。左支较细长，分布于左半肝。肝门静脉右支短而粗，分布于右半肝。肝门静脉分为小静脉和细小静脉，最后进入肝血窦。

肝总动脉发自腹腔干，它分出胃十二指肠动脉后，延续为肝固有动脉，行走于肝蒂内，肝固有动脉在肝门处分为肝左动脉和肝右动脉入肝。肝左动脉行向肝门左侧，一般先发出尾叶动脉，再分出内侧叶动脉和外侧叶动脉。外侧叶动脉又分为上段支和下段支。肝右动脉行向肝门右侧，先发出尾叶动脉，继而发出前叶动脉和后叶动脉，后叶动脉又分为上、下段支，有时可见肝中动脉取代左内侧动脉分布于左内侧叶。

肝细胞分泌的胆汁经胆小管流入小叶间胆管，经多次汇集，肝左、右叶各形成一条肝管，即肝左、右管，出肝后再汇成肝总管。

肝静脉系统包括肝左、中、右静脉和肝短静脉。①肝左静脉位于左叶间裂内，开口于下腔静脉的左侧壁或左前壁；②肝中静脉主干位于肝正中裂的后半部，收集左内侧叶和右前叶的静脉血，汇入下腔静脉的左前壁；③肝右静脉主干走行于右叶间裂内，一般有上后支、下后支、前支和右上缘支，开口于下腔静脉右侧壁；④肝短静脉为收集右后叶和尾状叶的一些小静脉，在肝后面直接汇入下腔静脉。肝静脉系统的特点是壁薄，没有静脉瓣，被固定于肝实质内，管径不易收缩。在行肝损伤手术时需注意并予以处理。

肝脏的分段与分叶目前尚无统一的标准，常用的有以下 3 种：①按中华外科学会的分类，以正中裂为界，将肝划分为左、右两半，左半肝分为内、外两叶及尾状叶，其中外叶分为上、下两段，右半肝分为前、后两叶，其中右后叶又分为上、下两段。②按门静脉系统分段，即将左外、左内、右前、右后叶均分为上、下两段，尾状叶再分为左、右两段，左内下段即为方叶。③按肝静脉分段，这一分类是以第三级分支作为分段的标准，将全肝分成 8 个段，以罗马数字Ⅰ～Ⅷ来标志，右侧 4 段，左侧 3 段，另一段为尾状叶，除左内叶不再分段外，左外、右前、右后叶每个分为两段。

（二）肝外胆道的解剖

胆道系统自毛细胆管开始至胆总管的末端，开口于十二指肠大乳头，其间以胆囊管与胆囊连接。肝外胆道由肝左管、肝右管、肝总管、胆囊和胆囊管、胆总管组成。

1. 胆囊

胆囊为呈梨形的囊状器官，长 8～12 cm，宽 3～5 cm，容量约为 40 mL，位于肝脏脏面胆囊窝内。胆囊上方为肝，下后为十二指肠及横结肠，左为幽门，右为结肠肝曲。胆囊分底、体、颈、管四部。底部稍突出于肝下缘，其体表投影相当于右锁骨中线或右腹直肌外缘与右肋弓的交点处。体部位于底与颈之间，伸缩性较大。颈部弯曲且细，其上部膨出，形成哈特曼（Hartmann）囊。胆囊管长 2.5～4 cm，多呈锐角，与肝总管汇合为胆总管。胆囊管近胆囊的一端，有螺旋状黏膜皱襞，称 Heister 瓣，近胆总管的一段则内壁光滑。胆囊管与肝总管的汇合形式常有变异。胆囊动脉常位于胆囊三角（由胆囊管、肝总管和肝脏脏面三者所组成），起自肝固有动脉或胃十二指肠动脉等。胆囊的静脉回流由胆囊与肝之间的数条小静脉汇入肝内门静脉。

2. 肝管、肝总管及胆总管

（1）肝管：肝左、右管在肝门处汇合成肝总管。肝右管短粗，长 0.8～1 cm，与肝总管之间的角度较大，有利于胆汁引流和手术探查。肝左管横部位置较浅，横行于肝门左半部，长 2.5～4 cm，与肝总管之间的角度较小，因此肝左管发生的结石不易自行排除。

（2）肝总管：其下端与胆囊管汇合后称胆总管。肝总管长约 3 cm，直径 0.4～0.6 cm，其前方有时有肝右动脉或胆囊动脉越过。在肝和胆道手术中，应予以注意。

（3）胆总管：长 7～8 cm，直径 0.6～0.8 cm，共分为 4 段。

十二指肠上段：走行于肝十二指肠韧带内，位于该韧带右缘内。

十二指肠后段：位于十二指肠上部的后面，向下内方行于下腔静脉的前方，门静脉的右方。

胰腺段：位于十二指肠降段与胰头之间的后方，弯向下外方，下部多被一薄层胰腺组织所覆盖，位于胆总管沟中。

十二指肠壁段：仅长 1.5～2.0 cm，在穿肠壁时与胰管汇合，汇合后略膨大，称为肝胰壶腹或 Vater 壶腹。壶腹周围及附近有括约肌向肠腔内突出，使十二指肠后内壁黏膜隆起形成十二指肠大乳头。乳头上有胆总管的开口。壶腹周围有环形的括约肌包绕，称为肝胰壶腹括约肌（Oddi 括约肌）。该括约肌由三部分组成：①胆总管括约肌，为环行肌，位于胆总管末端，是胆总管最强的肌纤维，收缩时可关闭胆总管下端；②胰管括约肌，位于胰管末端，有时缺如；③肝胰壶腹括约肌，由十二指肠的环行肌纤维组成，具有控制和调节胆汁、胰液排放的作用。

(三)胰腺的解剖

胰腺是腹膜后器官,位置深,横过第 1、2 腰椎前方,其右侧端较低,被十二指肠环绕,左侧端较高,靠近脾门。前下部有横结肠系膜附着。后面为下腔静脉、腹主动脉、腹腔神经丛以及胸导管的起始部乳糜池等结构。脾静脉行于胰腺后方,脾动脉行于胰腺上缘。通常胰腺可分为头、颈、体、尾四部。

胰头位于第 2 腰椎的右侧,是胰最宽大的部分,三面被十二指肠环抱,血液供应亦是共同的,故在外科上常将胰头和十二指肠作为一个整体对待。胰头下部有向左突出的钩突,绕经肠系膜上动、静脉的后方。

胰颈部位于幽门和十二指肠球部的后下方,上宽下窄,上方有胆总管,后面有一沟,沟内有肠系膜上静脉经过。

胰体较长,横过第 1 腰椎前方。前面为网膜囊后壁的腹膜遮盖,隔网膜囊与胃后壁相对;后面有下腔静脉、腹主动脉,还有腹腔淋巴结和腹腔神经丛。脾静脉在胰后面从左向右横行,胰体上缘有脾动脉左行。

胰腺尾部是腹膜内器官,伸向脾门处,约 1/3 的人胰尾与脾门相连,故行脾切除术时,应防止损伤胰尾。

胰管分为主胰管和副胰管两部分。主胰管贯穿胰腺的全长,并收纳各小叶导管,到达胰头右缘时,通常与胆总管汇合形成肝胰壶腹,经十二指肠大乳头开口于十二指肠腔,偶尔单独开口于十二指肠腔。主胰管粗 3~4 mm,体尾部粗 2~3 mm。副胰管短而细,位于胰腺上部,主要引流胰头上部分泌的胰液,左端连于主胰管,平行向右,开口于十二指肠小乳头。胰管内压力在静息时为 0.686~1.18 kPa(7~12 cmH$_2$O)。

胰腺不仅有外分泌功能,而且胰腺内有胰岛细胞,能分泌胰岛素和胰高血糖素,维持机体内环境的稳定。

胰腺的血流丰富,胰头主要由胰十二指肠上、下动脉供血,二者在胰头与十二指肠间形成前、后吻合弓。胰腺的背面多由脾动脉根部发出的数条胰支供血,其中最大的一支称胰大动脉,在胰腺左中 1/3 交界处上缘。分布到胰尾部的动脉称为胰尾动脉,亦来自脾动脉。胰的静脉多与同名动脉伴行,汇入肝门静脉系统。胰头及胰颈静脉汇入胰十二指肠上、下静脉,胰头钩突部有数条小静脉直接汇入肝门静脉或肠系膜上静脉,胰体及胰尾的静脉以多个小支在胰后上部汇入脾静脉。

胰腺的淋巴起自腺泡周围的毛细淋巴管,在小叶间形成较大的淋巴管,沿血管达胰表面,注入胰上、下淋巴结及脾淋巴结,然后注入腹腔淋巴结。

胰腺的神经来自腹腔丛、肝丛、脾丛及肠系膜上丛的分支,在胰腺形成前、后神经丛。腹腔丛位于胰的后上方,故当胰腺损伤或疾病时可刺激或压迫该神经丛而引发背部的剧痛。

（四）脾脏的解剖

脾脏是人体最大的淋巴器官，也是一个血库。脾脏质地脆软，色泽暗红，形态不规则，似蚕豆状，约为成人拳头大小。脾重 100～250 g，脾脏大小与年龄和疾病有关，老年人脾脏变小，许多疾病可引起脾脏增大。

脾脏的后外侧为膈面，又称凸面；前内侧为脏面，又称凹面。脾的上部称为脾上极，下部称为脾下极；前面称为脾前缘，后面称为脾后缘。脾脏位于腹腔左季肋部的后外侧，在肠肌和左肋弓的下方，为第 9、第 10、第 11 肋骨所遮盖。其在体表投影，脾上极位于左腋中线第 9 肋骨处，脾下极在第 11 肋骨处。

脾脏脏面位于胃大弯侧，膈面与膈肌和肋弓相邻，后面连接左肾及肾上腺，下方与胰尾及结肠脾曲相邻。

脾脏切迹的形成与脾的发生有关，通常位于脾的前缘、后缘或脾的膈面，数量以 2 或 3 个多见，较深的切迹称为裂。

脾脏的实质是由脾的被膜、小梁、白髓、红髓和边缘区所构成。这种独特的结构是脾脏发挥生理功能的解剖基础。脾的被膜内含有弹性纤维和平滑肌，当伤员因创伤大出血时，平滑肌收缩，脾内血液迅速回流到体循环，能起到自体输血的作用。

脾脏周边的韧带是由腹膜返折形成的。位于前内侧上方的是脾胃韧带，界于胃大弯与脾上、下极之间，韧带内有胃短血管及网膜左血管。脾肾韧带位于网膜囊的后面，内含脾动、静脉和胰尾。除此以外，还有脾结肠韧带、脾膈韧带、脾胰韧带、膈结肠韧带和脾前皱襞等，这些韧带和皱襞起到了保护和固定脾脏的作用。

脾脏的动脉主干大多来自腹腔动脉分支，沿胰腺上缘向左走向脾门，分若干终末支，亦称脾叶动脉；进入脾实质后又分为脾段动脉、脾亚段动脉、小梁动脉、中央动脉、笔毛动脉，经毛细血管末端开放于脾索或血窦。除此以外，尚有脾上极动脉、脾下极动脉、胃网膜左动脉和胃短动脉等，对形成脾的侧支循环非常重要。

脾静脉的行程较恒定，常位于脾动脉的后下方。脾实质的静脉由脾血窦的血液先注入毛细血管，经脾小梁静脉、脾亚段静脉、脾段静脉、脾叶静脉，然后汇入脾静脉。脾内动脉间、静脉间和动静脉间均有数量不等的吻合支。脾内也有按脾叶、脾段分布存在的"少血管区"。

上述脾脏内、外的血管分布，在脾损伤时为开展保脾手术提供了解剖基础。

脾脏的淋巴管位于脾门附近，与胃大弯及胰尾部的淋巴管相汇合，注入脾门的淋巴结和胰腺上缘淋巴结，然后通过淋巴管汇入腹腔淋巴结。

脾脏的神经来自腹腔神经丛的内前支，内脏神经纤维经脾门进入脾。迷走神经由脾门进脾，左侧迷走神经的感觉纤维也经过脾胃韧带分布于脾，故若脾损伤时，脾出血刺激局部神经，会引起左肩部牵涉性疼痛。

四、腹部创伤外科手术切口的选择

因创伤或病变需要手术时，应选择恰当的手术切口。理想的切口应该距创伤或病变脏器的部位最近，手术野暴露充分，操作方便，必要时能延长切口，对腹壁结构损伤小，切口愈合良好，无术后并发症。另外，随着现代微创外科的发展，腹部创伤外科手术同样遵循微创和损伤控制的原则，对于决定手术探查且术前评估伤情较单纯轻微者，可先用腹腔镜探查以尽量减少治疗性创伤，同时对小而简单的创伤应用腹腔镜即可完成治疗，但遇复杂而严重的创伤应果断转至开腹手术。

(一)腹部探查手术切口

腹部探查手术切口按切口的样式分为纵向切口、斜行切口、横行切口和联合切口。

1. 纵向切口

常见的纵向切口有上腹正中切口、正中旁切口、腹直肌切口。

(1)上腹正中切口：位于腹白线。该切口优点是开腹和关腹快，出血少，破坏腹壁结构少，能随意延长切口到中下腹，能对腹部多数脏器的损伤和病变进行满意的显露和手术。

(2)正中旁切口：位于正中线两侧约 2 cm 处，切开皮肤皮下和腹直肌前鞘，推开腹直肌，再切开腹横肌腱膜及腹膜。该切口在上腹部能完成胃、脾和胆道手术，在中下腹能做小肠、盲肠和结肠手术。

(3)腹直肌切口：在腹中线旁 2 cm 处做纵形切口，经过腹直肌和腹直肌鞘后进入腹腔。该切口切开及缝合方便，费时短，并能提供良好的视野显露，但具有创口未愈合前不耐腹压、将来有可能形成切口疝等缺点。该切口多用于胆囊或胆道及剖腹探查等手术。

2. 斜行切口

斜行切口的优点是暴露好，适用于确诊单一脏器的手术。常见的切口有肋缘下斜切口、麦氏切口。

(1)肋缘下斜切口(Kocher 切口)：位于肋下 2～3 cm 斜向腹白线，该切口对肝、胆、胰、脾损伤显露良好。缺点是切断肌肉和神经多、失血多，开腹和关腹费时，术后常出现切口下方肌萎缩和皮肤感觉异常。

(2)麦氏切口(McBurney 切口)：位于脐与髂前上棘连线的中外 1/3 交点的斜切口，适用于确诊的盲肠和阑尾的创伤或炎症手术。

3. 横行切口

横行切口的优点是显露手术部位好，切口能随意延长，伤口疼痛较轻，术后并发症少；缺点是对腹壁结构的破坏较大，开腹和关腹费时。位于脐上的横行切口起于两侧第 11 肋游离端之间的连线上，切开腹壁各层后进腹，适于靠近后腹膜的胆道、十二指肠和胰腺的手术。位于脐下的横行切口，适于做盲肠、结肠和髂外血管手术。位于两侧髂前上棘间的横行切口（Cherney 切口）多应用于妇产科及泌尿外科的手术。

4. 胸腹联合切口

胸腹联合切口的优点是下胸和上腹脏器显露良好，手术操作方便；缺点是创伤大，失血多，对胸腹部的生理干扰大，操作费时。该手术可以先开腹后开胸，也可以先开胸后开腹。腹部先行腹直肌切口，再从胸部第 7 肋或第 8 肋间开胸，与腹部切口相连接。该切口适用于上腹膈下、肝脏和下胸部的手术。除此以外，临床上常依据需要和可能，采用多种多样的联合切口，以达到手术治疗的目的。

临床上常遇到再次或多次进行的腹部手术，在选择切口时要考虑手术性质、间隔时间和手术目的。若在术后 2 周内再行手术，因此时腹内脏器多被纤维素粘连，容易分离，故原则上可经原切口进腹。若是术后 2～12 周间再行手术，因腹内脏器及切口处于瘢痕收缩期，手术分离难度大，原则上应另选手术切口。若是术后 12 周以上再行手术，此时已是恢复期，腹腔内的创伤和炎症已经消退，瘢痕软化，粘连松解，再手术时用原切口或另选切口均可。

(二)腹腔镜探查戳卡穿刺的位置与术者站位

1. 腹腔镜观察孔戳卡的位置

腹部创伤行腹腔镜探查时戳卡位置的选择非常重要，特别是第一个观察孔的确定尤为重要。腹部闭合性创伤通常选择脐部为观察孔，因为该处是腹壁最薄弱的部位，戳卡易于穿刺进入腹腔，即便是采用开放法放置第一个戳卡，此部位也易于暴露腹白线，能较为容易地完成穿刺且不易造成医源性损伤。如果既往有腹部手术史，则应慎重考虑观察孔的部位，尽量远离原手术瘢痕，同时要预估与创伤部位的距离，以便观察，最好采用开放法直视下放置。对腹部开放性创伤创口多或创口较大者不适合行腹腔镜探查；但对创孔单一且较小者可选择先行腹腔镜探查，观察孔戳卡直接经该创口开放法直视下置入，然后置入腹腔镜初步判断伤情，如适合行腹腔镜手术，再以便于全面观察为原则，根据伤部重新选择观察孔戳卡位置。

2. 腹腔镜其他戳卡的位置

建立观察孔后，先行腹腔镜初步探查，除外大出血、严重创伤等不适合继续进行腹腔镜手术的情况，在腹腔镜监视下视腹腔内情况选择其他操作孔戳卡的位置。戳卡位置选择的基本原则是有利于进行进一步的探查和手术操作，同时兼顾术者习惯、经验和腹腔内创伤的情况。但每个戳卡间最好有 10 cm 以上的距离，以利于各种器械的应用，最大限度地减少器械间的相互干扰和影响。常用的戳卡放置位置主要有麦氏点及其对侧反麦氏点、锁骨中线肋缘下、锁骨中线平脐处、肋缘下腋前线、脐与耻骨联合中点处等。

3. 腹腔镜术者站位

通常术者选择站立于目标手术区域的对侧，以越过腹中线操作为宜。例如，行腹腔镜胃十二指肠创伤手术时，术者可站在伤员左侧；而行乙状结肠创伤手术时，术者则可站在伤员右侧。助手通常站在术者对侧，而扶镜助手通常站在术者同侧或伤员两腿中间。

第二章

不同武器对腹部创伤的致伤特点

第一节　常规武器的致伤特点

常规武器包括地面常规武器、航空常规武器和海上常规武器，主要是指除了核化生武器等大规模杀伤破坏性武器以外的武器。按武器对人体致伤机理不同，武器可以分为高速弹丸武器、爆炸性武器和燃烧性武器。此外，随着现代科技发展，特别是光电技术、计算机技术及微电子技术的发展，各种先进技术装备与常规武器相结合，使传统的常规武器向高新技术方向发展。因此，只有了解不同类型武器的致伤特点，并掌握必要的防护知识与技能，才能将其伤害程度降到最低。

一、高速弹丸武器

高速弹丸伤一般是由枪支发射高速弹丸导致的枪伤。高速弹丸武器通常包括手枪、步枪、机枪、霰弹枪等，特点是小巧轻便、易携行，单独使用易保障，使用方便，火力大，以及武器环境适应性强等。虽然高新技术装备不断迭代，但是在现代战争中，高速弹丸武器仍然是在战争中占绝对多数的武器装备。高速弹丸武器致伤影响因素主要有子弹弹头形状、动能、速度、重量、体积和飞行稳定性，其中速度、重量和飞行稳定性最重要。高速弹丸传入人体时，将会产生因前冲力导致的原发伤道和因侧冲力导致的"爆炸效应"，其形成主要是由于前冲力的巨大能量向四周扩散，同时使原发伤道的组织向周围压缩和移位，产生瞬时空腔，又在极短时间里消失，使组织回弹，给人体造成严重损伤，从而形成"爆炸效应"。这种损伤还可解释为高速弹丸通过压力波在产生邻近组织和器官损伤的同时易产生远离伤道部位的损伤，例如在腹部创伤中不但有腹部脏器的损伤，甚至在膈肌完整的情况下，胸腔脏器也会受到损伤。有研究表明，弹丸在高速进入组织后会发生翻滚，质量较小的弹丸发生翻滚的可能性更大，翻滚时作用于组织的力相当于弹头笔直前进的 10～20 倍，与组织的接触面积增大，因此损伤更严重，产生入口小且边缘整齐，出口大却组织撕裂严重、边缘不整齐的现象，而且出口处的污物易被吸入伤道，从而增大了感染的机会。最后，由于弹丸质量小、速度快，遇到阻力时容易改变前进方向而造成多脏器损伤。当弹丸的弹壳内部为铅心时，进入人体易发生爆炸，使周围组织形成炸伤。当弹丸击中骨组织时易产生大量骨碎片，骨碎片成为继发性投射物，呈扇形射出，造成组织广泛损伤。

　　针对高速弹丸武器的防护，应根据所遭受火力情况及所处地形特点进行恰当的防护。如遭受敌轻火力武器袭击时，应迅速卧倒，头部要低，全身伏地，以减少敌火力杀伤；如遭受敌炮火袭击时，卧倒后胸腹部不要紧贴地面，防止被炮弹爆炸所产生的震浪震伤，可以将双手交叉置于胸部下进行保护；当地面上有防敌火力袭击的遮蔽物时，根据遮蔽物和炮火袭击情况，快速接近遮蔽物防护；在时间允许的情况下可构筑防御工事，便于更好地进行防护；最后，采用头盔和防弹背心等装备器材进行防护，可以在战场上极大程度地保护作战人员生命安全。

二、爆炸性武器

　　爆炸性武器是指主要依靠炸药爆炸产生的冲击波及弹片杀伤目标的武器，具有射程远、威力大、杀伤力强、致伤因素多、防护难度大等特点。爆炸性武器包括手榴弹、地雷、火炮、导弹等。爆炸性武器致伤因素主要有炸伤、爆震伤和气体中毒，伤员以复合伤多见。

1. 炸伤

　　炸伤包括瞬间弹片伤和二次弹片伤。由于爆炸性武器产生大量弹片和弹珠，且弹片形状多为多棱不规则状，因此创口入口大、边缘不整齐、组织破坏多、伤口污染情况严重；弹珠质量轻、速度高、表面光滑，在击中人体后遇到阻力容易改变弹道，进而形成复杂弹道。另外，爆炸性武器产生的弹片和弹珠初速度大，组织穿透能力强，造成损伤更为严重。二次弹片伤是指爆炸性武器在着地后爆炸而崩起的石块、砂砾、泥土等物体所致的损伤，这些物体会因为空腔效应吸入组织，增加伤口污染的程度。

2. 爆震伤

　　爆震伤是由于高能炸药在爆炸瞬间释放的大量能量形成爆震波，并作用于人体所造成的损伤。在空气中，爆震伤导致的腹部创伤主要集中在肝、脾等实质性脏器；而在水中时，创伤主要集中在空腔脏器，且含气空腔脏器比含液体的空腔脏器更容易受到水下冲击波损伤。腹部爆震伤有其独特的临床特点，主要表现为伤情复杂，间接损伤和直接损伤共存，既可导致开放性损伤又可导致闭合性损伤，同时，腹部脏器损伤复杂，有时合并其他脏器损伤；伤员创伤内重外轻，腹壁组织和腹部脏器弹性和柔韧度不同，因此会出现腹壁皮肤完好无损，但是腹腔内脏器已有严重损伤，伤情经历一个较短的、相对稳定的代偿期后，迅速进入发展期，伤员全身情况恶化，很快出现休克症状，甚至死亡。因此，检伤时不能仅仅根据体表损伤情况而简单地做出处理，应当进行系统的检查；对于腹部爆震伤的诊断，主要根据受伤史和临床症状、体征做出诊断，必要时进行腹腔穿刺、X线检查和化学检查进行确定，如果在现场不能通过相关检查排除怀疑者，应对其进行严密观察。

3. 气体中毒

气体中毒主要是指爆炸性武器在爆炸燃烧时所产生气体导致作战人员中毒的总称。在战时，大量爆炸性武器爆炸，在掩体或工事等通风不良的场合易存积大量有毒气体（如一氧化碳、二氧化氮、硝烟等），迫使作战人员过量吸入导致身体不适，甚至死亡。特别是一氧化碳中毒，会使血液失去运输氧气的能力，严重时可危及生命。

三、燃烧性武器

燃烧性武器通过热效应使人致死或丧失战斗力，对人体损伤巨大。1983年生效的《禁止或限制使用某些可被认为具有过分伤害力或滥杀滥伤作用的常规武器公约》将燃烧性武器列入其中，旨在禁止或限制使用具有过分伤害力或滥杀滥伤作用的常规武器。首先，燃烧性武器会导致皮肤大面积烧伤，烧伤面积大于10%时，由于疼痛和体液流失伤员可能发生烧伤性休克，烧伤面积大于50%时死亡率极高；其次，燃烧性武器会导致伤员中毒和窒息，由于燃烧性武器燃烧产生有毒气体的同时导致氧气含量降低，伤员会因为缺氧而失去知觉甚至死亡，另外，由于刺激性气体及高温气流的产生导致人员被迫离开防御工事，从而为其他武器的杀伤提供可能；最后，燃烧性武器导致伤员受精神刺激，增加其恐惧心理。

烧伤伤员救治的关键为液体复苏，在明确诊断的情况下，根据伤情给予口服或静脉补液，面积小于10%时可给予口服补液，面积在11%～30%时可给予短期静脉补液，面积大于30%时应根据烧伤补液公式系统补液。其次，应针对并发症进行早期救治，如针对严重吸入性损伤伤员应进行气管切开，采取气管冲洗和雾化吸入；针对高度感染伤员应积极处理创面、有效防治休克和给予广谱抗生素治疗等。最后，由于烧伤容易导致感染，且发生率高、发生时间早和全身感染严重，因此应积极、正确地对烧伤创面进行处理，烧伤面积小于30%时根据烧伤深度选用包扎、半暴露或暴露处理，对烧伤面积大于30%的伤员常采取半暴露或暴露处理。

四、高技术武器

不同于传统意义上常规武器的单途径和单因素杀伤的特点，高技术常规武器正在逐步向多途径、多因素和多处杀伤方向发展。第一，高技术武器，特别是精确制导武器和大面积杀伤武器的使用可以导致伤员数量在短时间内激增。同时，高技术战争表现出明显的全方位、纵深长及突发的特点，致伤伤员在陆海空天四维显示出时空复杂性，对伤员搜寻和救治提出新要求。第二，高技术武器导致伤员死亡率和伤残率高。在高技术常规武器多种杀伤效应或不同致伤因素武器同时使用的情况下，伤员会出现多发伤多、重伤员多和复合伤多的特点，同时呈现出休克率高、减员率高和手术率高等特点。由于创伤早期、晚期并发症增多，导致伤情、伤势难诊断，救治时机难把握。第三，高技术武器容易导致局部损伤严重，同时全身反应剧烈。随着高速高能投射物和高超声速导弹的出现，武器初速度大大提高，造成局部受伤面积增大，多呈毁损性损伤，瞬时空腔效应和远达效应明显。由于局部损伤及伤口污染严重，伤员容易发生休克导致死亡。第四，未来战争中，由于高技术常规武器威力巨大，战场环境恶劣，参战者高强度作战，以及对受伤和死亡的恐惧，导致官兵精神心理损伤疾病增多。综上所述，在现代创伤救治研究中，对高技术武器致伤特点、伤害的防护与救治的研究应作为创伤救治研究的重点。

五、常规武器对腹部创伤的作用特点

腹部创伤无论是否战时都十分常见，其致伤因素复杂多样，伤情轻重不一。战时腹部创伤以开放性创伤多见，其多由锐器、枪弹和弹片所致，常导致腹腔内实质脏器和空腔脏器损伤，造成严重出血和腹膜炎，极易发生休克，甚至导致死亡，但是由于受伤部位明显，易得到较为及时的治疗。闭合性腹部创伤占腹部创伤少数，但是由于战场环境恶劣和救治能力有限，闭合性腹部创伤的诊断与治疗都面临极大挑战。闭合性腹部创伤的损伤部位复杂，既可局限在腹壁，也可以合并实质脏器和空腔脏器损伤，其腹腔脏器损伤主要以肝、脾损伤多见，其次为胃肠道和胰腺等。腹腔脏器损伤的伤员，可出现不同程度的腹痛、恶心、呕吐、腹膜刺激征等征象，也会因为大出血和弥漫性腹膜炎导致休克等。同时，影响闭合性腹部创伤的严重程度的因素有很多，主要表现在损伤力的特点和伤员腹腔脏器的特点。腹部创伤的常见原因主要为爆震伤，其主要因为武器爆炸瞬时释放巨大能量，产生高压高速的冲击波，在冲击波作用下，人体遭受严重损伤，同时，腹部脏器也是受爆震伤冲击最为严重的部位之一。

六、常规武器伤的救治

对于常规武器伤的救治主要分为伤员搜救、紧急救治和医疗后送等三方面。伤员搜救是对伤员实施救治的前提，各国通过各种途径提高伤员搜救的快速性和准确性，主要通过信息和通信技术进行伤员识别，进而确定伤员位置，并引导医务人员对其进行救治，做到尽快、尽早使伤员得到紧急救治；创伤紧急救治在整个创伤救治中意义重大，其重点是对伤员立即行紧急处理（如止血、包扎、固定、搬运及基础生命支持）、紧急复苏（建立静脉通道）、稳定伤情；医疗后送主要包括后送途中医疗技术支持和后送平台支持，其中医疗技术支持是关键，同时应当在条件允许的情况下使用更加快捷的后送平台，特别是空运医疗后送使用后，大幅提高了伤员救治效率，降低了伤员死亡率。

第二节　核化生武器的致伤特点

核化生武器是核武器、化学武器和生物武器的统称，属于大规模杀伤性武器。因此，了解核化生武器的致伤特点，掌握防护知识和技能，才能将其伤害降到最低。

一、核武器

核武器是迄今为止人类制造的杀伤威力最大的武器。核武器按照装置原理结构可以分为原子弹、氢弹和特殊性能核弹（如中子弹等）；按照作战任务又可分为战略核武器和战术核武器等。核武器对战斗行动的影响主要表现在通信受损，指挥联络失灵；战斗减员急剧增加、部队机动受限，支援保障更加困难。

（一）核武器的杀伤因素

核武器毁伤效应的主要途径有冲击波、光辐射效应、早期核辐射和放射性沾染效应，其中前三种作用时间在核爆后几秒到几十秒，故称为瞬时杀伤因素。

1. 冲击波

冲击波导致的损伤称为冲击伤，是指核爆瞬间，高速、高温、高压气的冲击波从核爆中心向四周传播，对人员造成毁损。冲击伤分为直接冲击伤和间接冲击伤。直接冲击伤是指冲击波直接作用于人体引起的损伤，主要伤及心、肺、膀胱等空腔脏器；同时人体受到冲击波冲击时会发生移位或被抛起，进而与其他物品发生碰撞而受到创伤。间接冲击伤是指由于冲击波冲击导致房屋、工事、车辆等倒塌毁损，产生大量高速飞射物而使人员受到各种创伤。因此，冲击伤导致的创伤类型和伤情极为复杂，既有间接创伤又有直接创伤，既有外伤又有内脏伤，既可以是单纯冲击伤也可以是复合伤；此外，由于超压作用，冲击波可以导致严重内脏创伤，但体表可能仅有轻微创伤，从而使伤员无法得到及时有效的救治。

2. 光辐射效应

光辐射效应是指核爆产生的光辐射对人体造成的毁损作用。光辐射可以烧伤人眼视网膜和皮肤，并使物体燃烧。光辐射导致人视网膜和皮肤烧伤称为直接烧伤，物体燃烧引起人体烧伤称为间接烧伤。光辐射还会导致闪光盲，是一种短暂性的失明，可在几秒到数小时恢复，一般不留后遗症。另外，光辐射烧伤主要特点有烧伤部位的朝向性、烧伤深度的表浅性和烧伤部位的特殊性。烧伤部位的朝向性主要指烧伤常出现在朝向核爆中心一侧；烧伤深度的表浅性是指由于作用时间有限，烧伤虽然通常面积较大但是较为表浅，多以Ⅱ度烧伤为主，创面界限明显；烧伤部位的特殊性是指烧伤多出现在裸露在外的皮肤，由于吸入炽热空气，也会出现呼吸道损伤。

3. 早期核辐射

早期核辐射是指核爆瞬间释放的中子和γ射线对人体的毁伤作用，是核武器特有的杀伤因素，对生物体的损伤程度取决于计量当量。中子和γ射线进入人体后产生电离作用，直接破坏人体组织细胞和蛋白质，严重时会导致死亡。

4. 放射性沾染效应

放射性沾染效应是指核爆后产物冷凝成尘粒，沉降到地面，对生态环境和生物体造成污染和伤害，其杀伤破坏作用持续时间很长。放射性沾染对人员损伤有外照射损伤、内照射损伤和β射线皮肤损伤三种方式。外照射损伤主要指人员在沾染区停留，由落下灰引起的外照射急性放射病；内照射损伤指落下灰进入人体内，直接照射内脏，当放射性核素达到一定沉积量时引发内照射损伤；β射线皮肤损伤指落下灰直接接触皮肤引发皮肤损伤。

（二）急性放射损伤所致肠损伤的机制

有研究通过对西藏小型猪急性辐射病模型的建立发现，辐射剂量为 $2\sim5$ Gy 作为骨髓型辐射病模型，8 Gy 作为胃肠型辐射病模型，11 Gy 以上作为神经管型辐射病模型。在胃肠型辐射病建模时发现，8 Gy 剂量组可见肠黏膜上皮坏死、脱落，黏膜层及黏膜下层血管充血和/或出血，广泛的炎性细胞浸润，累及固有层及黏膜下层，其密度在中等以上，出现轻中度血管炎，黏膜结构被破坏，肠壁变薄，皱襞消失，符合急性放射损伤所致肠损伤的病理特点。8 Gy 照射下电镜视野 50% 以上是细胞碎片，线粒体数目十分稀少，线粒体形态明显肿胀，膜部分或完全崩解。线粒体膜结构改变，通透性转换孔道开放，引起膜通透性增加，造成细胞内钙超载，依赖钙离子信号传导的蛋白酶激活，导致细胞骨架重组或破坏，同时增加细胞毒性自由基释放，最终导致不可逆损伤。此外，氧化应激过度、pH 值升高都会加剧线粒体和细胞的损伤。

　　能量衰竭也是辐射后损伤机制的关键步骤。主要机制为体内炎性反应；体内各种酶活性下降；小肠线粒体脱耦联蛋白表达增加，降低了质子电动势转化为 ATP 中生物能的效率。由于 ATP 是重要的功能物质，线粒体的储能状态在决定细胞是死亡还是生存中起到关键作用。因此，肠细胞线粒体能量衰竭时，会导致细胞死亡，致使肠损伤。

（三）核武器损伤的防治

　　核武器的破坏性是巨大的，核武器的袭击具有突然性，因此核武器难防，但是掌握正确的方法，及时采取适当的防护措施，也可以极大地降低核武器损伤的程度。

　　通过自然条件防护，如通过一定厚度的土层或其他物体吸收，从而减弱早期核辐射。放射性沉降物的沉降有一个时间过程，当发现闪光，有准备时间进行迅速撤离，可以降低沉降物对人体的作用；也可以利用工事和装备防护。当发现核爆闪光后，立即背向爆心卧倒，同时张嘴闭眼收腹，双手交叉垫于胸部，用衣物遮盖面、颈等暴露位置，当感觉周围温度升高时，暂时憋气，以防呼吸道烧伤。

　　虽然目前已经研制出一些有效预防急性辐射病的药物，但是仅对骨髓型急性辐射病有作用，对胃肠型或神经管型辐射病作用不大，预后较差。另外，对伤员及时进行洗消在改善伤员预后中尤为重要。

二、化学武器

　　化学武器是一种成本低、毒性强、作用时间久、杀伤范围广、不易发现的非常规武器。虽然《禁止化学武器公约》已经生效，但是化学武器并没有自行消亡。化学武器可分为神经性毒剂、糜烂性毒剂、全身中毒性毒剂、窒息性毒剂、失能性毒剂和刺激剂。神经性毒剂主要包括沙林、塔崩和梭曼等，是毒性最强的一类毒剂，中毒后会迅速出现神经系统症状。糜烂性毒剂主要包括芥子气、氮芥气和路易氏剂等，破坏机体细胞、产生皮肤和黏膜糜烂，被吸收后导致人体出现不同程度的全身反应。全身中毒性毒剂主要包括氢氰酸和氯化氰等，经呼吸道吸入后与细胞色素氧化酶结合，破坏细胞呼吸功能，导致组织缺氧。窒息性毒剂主要包括光气、双光气和氯气等，引起急性中毒性肺水肿，导致缺氧和窒息。失能性毒剂主要包括毕兹，具有较强的神经抑制作用，引起伤员思维、情感和运动障碍。刺激剂主要包括亚当氏剂和 CS 等，对眼和上呼吸道有强烈刺激作用，引起眼痛、流泪、喷嚏和胸痛等。

　　化学武器根据其性质不同会导致不同的临床表现，如神经功能障碍、皮肤黏膜损伤、中毒性肺水肿、组织缺氧等，很少出现肠损伤的特异性表现。

针对化学武器的防护，应迅速穿戴防护面具和防护服，迅速脱离染毒区域。对伤员抢救，应当令伤员戴上防毒面具以防止其继续中毒，采取有效个人和集体防护措施，立刻使用急救药物，及时对染毒皮肤和服装进行洗消处理，将伤员撤离染毒区。当人员中毒后，对不同毒剂种类应当采用相应急救药品：对神经性毒剂中毒，应立即注射解磷针；对糜烂性毒剂中毒，应对染毒部位消毒处理；对全身中毒性毒剂中毒，应立即吸入亚硝酸异戊酯；对刺激剂可用清水冲洗眼睛和皮肤。

三、生物武器

生物武器是利用生物战剂的致病作用杀伤有生力量的武器，其具有致病突然、传染性强、污染范围广、危害时间长和难以发现的特点。生物武器按照有无传染性，可以分为传染性生物武器和非传染性生物武器；按照生物学特性，可以分为细菌战剂、病毒战剂、立克次体战剂、衣原体战剂、毒素战剂和真菌战剂等。由于生物武器难以发现且种类繁多，因此作战前进行免疫预防是医学预防最有效的措施，遭受生物武器袭击后的药物预防是另一种有效措施。另外，针对生物武器应注意个人防护。

第三节　新概念武器的致伤特点

新概念武器一直是各国竞相研究发展的方向。它是一种机理独特、杀伤破坏作用显著的高新技术武器，对未来战争将产生巨大影响。新概念武器具有全新的工作原理、独特的作用机理和突出的作战效能，虽然其发展不平衡，大多数新概念武器尚处于原理探索阶段，但是它代表了国际武器装备发展的重要方向，因此，对新概念武器的防护和伤员救治必须引起足够重视。其主要分为定向能武器（如激光武器、微波武器和离子束武器等）、动能武器（如动能拦截弹、电磁炮和电热炮等）和非致命武器。现有新概念武器很难造成特异性腹部创伤或肠损伤。

1. 激光武器

激光武器依靠自身强激光束，在目标表面产生极高功率密度，导致人员伤亡和目标毁损。其杀伤作用主要通过热效应、力学效应和辐射效应等。对作战人员的威胁主要为低能激光武器的致盲作用和高能激光武器的直接杀伤作用。

2. 微波武器

微波武器主要有单脉冲式微波弹、多脉冲微波武器和主动拒止微波武器等，利用定向发射的高功率微波杀伤有生力量。微波武器的杀伤作用主要分为热效应和非热效应。由于其穿透性强，因此可以在体表未觉灼痛的时候，深部组织已经受到损伤，这是热效应导致的结果。非热效应可以使作战人员神经混乱、头痛、烦躁，进而失去战斗力。同时，微波武器照射心血管系统时，会抑制左心室收缩，使心功能受损；照射呼吸系统时可以发生严重肺出血，导致低氧血症型呼吸衰竭；照射视觉系统可以导致视网膜剥脱，出现致盲效果。

3. 次声武器

次声武器能将频率低于 20 Hz 的大功率次声波定向辐射作用于人体，使人体器官由于共振发生变形、移位，甚至破裂。其具有隐蔽性强、传播速度快、穿透能力强的特点。神经性次声武器可以使作战人员出现神经精神症状；器官性次声武器会引起人的脏器发生强烈共振，严重时会导致死亡。

第三章

腹部创伤所致肠损伤的
病理生理学特点

第一节 腹部创伤致肠损伤的应激反应

腹部创伤后伤员的身体防御能力被激活,主要存在严重创伤破坏组织、激活血管活性介质及其活性裂解产物而导致的机体异常的炎性反应。同时,创伤过程产生的另一些因子则可抑制免疫功能。最突出的表现是在 T 细胞方面,如细胞增殖力减弱、淋巴因子分泌减少、吞噬细胞趋化作用减低、对病原微生物识别及杀伤能力下降等。化学发光检测常用来间接测定中性白细胞杀菌能力及氧代谢。研究证明,严重创伤后几小时内,中性白细胞趋化作用就受到抑制。创伤后有发生败血症倾向时,白细胞能力立即下降,并可持续几天到 2 个月之久,在严重创伤及感染时这种变化将变得尤为突出。国内有报道创伤动物实验证明,创伤后立即测验白细胞功能,其吞噬总数下降 48.2%,吞噬率下降了 36%,杀菌能力平均下降 21.6%。补体系统是体液免疫中极为重要的一部分,创伤后早期补体即被激活而大量消耗。研究证明,血清总补体溶血活性和 C3、C4 含量,在伤后早期就急剧下降。这是创伤后易于发生感染并发症的原因之一。有证据表明,具有抑制杀菌作用的补体裂解物 C3b 起到了最重要的作用。严重腹外伤后,血液中单核细胞和巨噬细胞功能亦受到抑制。值得注意的是血液中的纤维结合蛋白,现在多称之为纤维连接素(fibronectin, FN),其与巨噬细胞功能有关,在创伤、烧伤等危重伤员的血液中,FN 常明显减少。Saba 等临床研究证明,多发伤伴有败血症者 FN 水平显著低于无败血症的伤员;同时发现,有细菌感染时,FN 值的恢复非常缓慢,而且恢复的程度也低。Lonsen 等发现,创伤后始终未发生败血症者,伤后第 2 天测定 FN 值已恢复正常;伤后第 4~5 天发生败血症者,在伤后第 2 天测定 FN 值仍明显低下。这说明并发败血症者 FN 下降的回升远较不并发败血症者慢。FN 不回升,或回升后再下降者,常常提示创伤合并感染的风险大大增加。创伤后血液 FN 水平是反映伤情轻重及预测创伤感染的重要信息。

第二节　腹部创伤所致肠损伤的感染

感染是腹外伤后引起死亡的重要原因。所有战场开放性伤口在救治过程中都应该认为是有细菌污染的。加之创伤发生后，伤员全身和局部的生物屏障损坏，并伴随机体免疫力下降，发生感染的风险陡然上升。腹部缺乏骨骼等硬质结构保护，被弹面积大且缺乏应有的护具保护。严重的腹外伤后感染往往发生早、病情重、死亡率高，可在创伤后的次日就出现广泛的败血症甚至感染性休克。细菌侵入机体的途径，除通过伤口直接进入外，还可能是医源性途径，如气管切开、造瘘、穿刺和闭式引流、中心静脉插管和输液输血等有创操作均有可能造成感染播散。院内感染细菌的耐药率更高，甚至可能继发感染多重耐药的超级细菌。故对于腹外伤的伤员，除注意伤口的局部感染情况外，还要持续地、严密地观察全身各器官的情况。除注意一般的感染症状外，应高度警惕不明原因的心率变快、血压下降、呼吸急促、血小板减少和出血性倾向等严重感染的早期表现。腹外伤时的感染因素除来源于外界环境，还有可能来自伤员肠道内定植细菌的移位。此时感染表现为革兰氏阴性菌的感染征象并极有可能合并厌氧菌的混合感染。肠道内菌群种类和分布也在创伤发生后发生明显改变。而原本伤员的整体及局部防御机能的降低、水电解质及酸碱平衡失调，更为感染的发生发展创造了条件。因此，发生腹外伤时必须采取积极有效的防治措施，伤口早期清创及创伤控制性外科疗法的实施必须比平时更为积极，以尽可能地清除感染因素，为伤员的早日康复创造条件。

一、伤口感染因素

腹部外伤多发生于交通事故及自然灾害期间，损伤情况比较复杂，多呈多发伤与复合伤并存的特点。除了皮肤、黏膜直接创伤造成皮肤缺损外，腹内脏器也会并发损害。小肠的相对部位不固定、活动度大，较容易引起继发性损伤。结肠中细菌数量较多，也会是潜在感染来源。由于肠系膜血管丰富且走行变异大，极易引起腹腔内出血及血栓形成等并发症。此外，肠内容物排出困难或滞留时间过长，还可能引发脱水甚至电解质紊乱等情况。因此，当腹外伤合并肠道损伤后，伤口感染易变得更加严重。

(一)损伤部位

发生腹外伤时，开放性损伤伤口部位的皮肤黏膜可成为感染入侵的门户，如果伴有腹腔脏器的损伤，则感染的发生率更高。据报道，腹部锐器贯通伤的感染率可以达到 65%。病原菌主要为肠道细菌，包括厌氧菌和部分需氧菌。近端和远端肠道细菌种类和数量差别很大，结肠和末段回肠内主要是厌氧菌、需氧菌和霉菌，伤后破裂穿孔可引起严重的腹腔内混合感染。胃和十二指肠中细菌较少，除幽门螺杆菌外几乎无菌，而胆汁、胃液、血液和坏死组织存留于腹腔内可助长感染的发生，常伴有症状较为严重的化学性腹膜炎。虽然孤立性的上消化道损伤和下消化道损伤在腹部创伤中较为少见，但不同受伤部位的病理生理反应将有助于医疗人员对创伤人员的现场救治和分类后送决策。

(二)伤口性质与类型

腹部外伤开放损伤的性质与类型是感染发生和发展中的重要因素。一般来说，锐器刺伤及较轻的暴力打击，使组织遭受破坏较少、污染较轻，因此感染率较低，炎症反应较为局限，很少播散成为全身感染。反之，强大的暴力如交通工具撞击伤、机器绞伤、碾挫伤及火器伤，使组织受损伤范围大、伤口开放、污染严重、感染率高，大量坏死组织短时间无法被包裹局限。致病微生物可在损伤处迅速生长，常伴有需氧菌和厌氧细菌的合并感染。特殊细菌(如产气荚膜梭菌、破伤风梭菌)在战场环境下变得不再罕见，可造成大量人员伤亡并导致极高的致死率和致残率。

(三)伤口暴露的时间

伤口暴露的时间指从伤员受伤到获得治疗所经过的时间。这个时间的长短与伤口感染是否发生和感染发生后的死亡率的高低关系很大。Williams 认为"污染"一词仅适用于伤后 8 小时以内的伤口，强调伤口接触致病微生物的可能性，而超过 8 小时就应视为感染伤口，并不需要其他证据便可认定。按照现有的外科原则，伤口从被污染发展至感染的时间普遍被认为是 6~8 小时。但是，考虑到创伤的致伤因素和受伤部位的具体情况，以及细菌毒力强弱，形成感染的时间可能有较大的差异，可适当调整认定感染标准。对于腹外伤的开放伤，在优先处理休克并控制重要脏器损伤的基础上，依然需要尽早对开放伤进行彻底清创，以防感染的形成。战场特殊条件下，清创操作需要更加积极，对感染的认定标准倾向于更加严格，才能在相对简陋的战场医疗条件下减少感染相关并发症，并降低本就相对脆弱的战时医疗体系的负荷。

(四)伤口内细菌数量

创伤感染研究中的一大进展是认识到伤口或创面细菌生长水平比细菌的存在更为重要。一般而言，污染的伤口或创面的细菌数量越多，形成感染的机会就越大。目前公认的细菌感染的临界数量为每克组织或每毫升体液中有 $10^5 \sim 10^6$ 个细菌。这一"临界值"存在于各种细菌中，包括一些通常认为的非致病菌，如沙门氏菌、表皮葡萄球菌、枯草杆菌，在组织或体液内的数量超过临界值，同样可导致感染。但这一数值并不是固定不变的。一方面，当微生物毒力特别强，如某些溶血性链球菌，在数量少于 $10^5/g$ 的情况下，也可导致感染；另一方面，当伤员全身抵抗力下降，局部又处于有利于细菌滋生而不利于杀灭细菌的条件时，即使细菌量少于这个临界值（如菌量为 $10^2/g$），组织也会发生感染。相反，在某些特殊的情况下，这一临界值也可能增高。

创伤组织细菌的定量检查，不仅可作为判定创伤污染与感染、指导合理应用抗生素的依据之一，而且是指导清创缝合和预测创伤治疗成败的一个客观指标。一般认为菌量在 $10^5/g$ 组织以下，清创后可一期缝合，缝合不会导致发生伤口感染，且愈合率很高。但如果菌量超过 $10^5/g$ 组织，即使经过彻底清创，早期缝合后的伤口感染率仍可超过 50%。因此延期缝合伤口是较为保险的做法，也得到了外科医生的推荐。但在现有医疗条件下，创口菌量检测只存在于研究层面，临床应用还远不能普及。对伤口情况的观察判断以及受伤就诊时间依然被认为是能否进行一期缝合的可靠指征。对可疑感染伤口和邻近 6～8 小时阈值就医的创伤，则更倾向于延期缝合并应用广谱抗生素治疗感染。

二、医源性感染

在对严重腹部外伤进行急诊抢救、急诊手术及重症监护室诊疗的过程中，经常使用多种侵入性插管及器官穿刺用以实时监测生命体征或进行高级生命支持，如 Swan Ganz 导管应用于监测中心静脉压，动、静脉留置穿刺测压输液，气管内插管机械通气，胃肠道减压或留置营养管，胸腔腹腔穿刺排气、排液，留置导尿等。尤其是全胃肠外营养（total parenteral nutrition，TPN）或者全静脉营养（total parenteral nutrition，TPN），随着营养支持治疗的不断进展，医源性导管感染明显增加。腹部外伤住院的伤员医源性导管感染发生率明显地高于其他的外科伤员。经各种导管，可引起化脓性血栓性静脉炎、菌血症、败血症、脑脓肿、下呼吸道感染、腹腔脓肿、尿路感染等全身播散性感染。导管相关性感染为常见的医源性感染类型，尤其在重症监护病房易出现且常伴随多耐药细菌，如铜绿假单胞菌、鲍曼不动杆菌、屎肠球菌、粪肠球菌及真菌感染。因此，在应用这些外科手段的同时，要根据伤员病情充分衡量风险与获益，慎重选择侵入性操作，并在此期间密切观察伤员情况，完善感染相关检查，可及早发现导管相关性感染征象并及时移除导管，控制感染播散。

三、腹部外伤感染的病原学特点

腹部外伤感染（infection in abdominal injury）的致病微生物多以革兰阴性杆菌和革兰阳性球菌为主，并常有需氧菌和厌氧菌的混合感染，称为腹外伤后混合感染（mixed infection in abdominal injury）。人体的皮肤、口腔、胃肠道和泌尿生殖道是人体细菌寄生最多的部位。这些细菌伴随人类的进化和发展，彼此依存。但当创伤发生，尤其是伴有胃肠道损伤时，定植于人体的机会感染菌可移位打破正常的平衡关系而造成感染。胃肠道中细菌总量占人体微生物总量的78.7%，因此，肠道是人体最大的菌库。腹部外伤时往往可以同时涉及这几个菌库的细菌，这样就为腹外伤提供了感染源。据报道，伤后数小时，清创前的早期，伤口细菌种类繁杂，可检出需氧菌29种，厌氧菌16种；清创后，伤口中细菌种类数量虽然减少，但阳性率仍高达66.7%～75%。伤口存在两种细菌以上者占61.5%。肠源性感染、真菌感染亦表现为混合感染。实验证明，由于细菌间的协同作用，混合感染远较单细菌感染严重，其感染发展的速度要大于各种细菌感染的速度。对于细菌协同作用的机制，Rostein提出了下列可能：①混合感染对机体免疫力的抑制更加显著，有利于致病菌的繁殖；②有些细菌可能为其他细菌生长繁殖提供必要的营养；③改善了细菌生长的局部环境，增强致病菌的毒力，例如大肠杆菌和脆弱拟杆菌混合感染可引起腹腔脓肿，而在单一菌种感染时并不发生，其原因为脆弱拟杆菌中的厌氧菌能抑制中性白细胞对变形杆菌的吞噬杀菌作用，与大肠杆菌竞争结合补体途径产生的调理素，使大肠杆菌不易被吞噬和杀灭，从而提高大肠杆菌毒素的毒力。Kinston将混合感染中细菌协同性的感染特点在临床上分为3种类型：①快速感染型，主要是溶血性链球菌及金黄色葡萄球菌混合感染引起坏疽和坏死性筋膜炎，该型发展迅速、病情严重、死亡率高；②中速感染型，主要是大肠杆菌、克雷伯菌、链球菌混合感染引起的非梭状芽孢杆菌性厌氧菌蜂窝织炎或腹腔脓肿，该型发展较缓，7天内采用有效抗生素治疗常常有效；③慢速感染型，是由于厌氧链球菌和金黄色葡萄球菌协同性感染，该型进展较慢。7～10天感染病变扩展1～2 cm，多见于胸部和腹部手术切口的部位。

严重腹外伤的混合感染不仅限于局部损伤的部位，同时各种细菌亦可沿着多种侵入性的血管导管或其他导管进入血流，出现多细菌败血症，即从一个伤员血培养中同时培养出两种或两种以上的细菌或其他微生物，据文献报道，其发生率占6%～10%。大森报道由尿路感染所致的多细菌败血症42例，其中78.8%伤员使用导尿管。Verghese报道一组严重烧伤、创伤伤员行血管插管、肠外高营养等治疗过的14例细菌性和真菌性混合感染败血症病例，导致细菌、真菌的感染源均为医源性，死亡率为78%，死亡原因为败血症并发多脏器功能衰竭。

四、病原体的来源及入侵途径

腹部创伤后，病原体的来源主要有3种途径。第一种是空腔脏器破裂，肠内容物污染腹腔。第二种来源是人体本身的常驻菌，主要分布在皮肤的汗腺、毛囊、口咽部呼吸道、胃肠道和泌尿生殖道。前两种为内源性感染。第三种来源是由致伤物、投射物等带入或者随衣物、泥土和其他污物带入，是致病菌的主要入侵途径，此类感染称为外源性感染。轻微损伤、不太严重的单纯外伤或烧伤，多只发生或主要发生外源性感染，而在严重创伤、烧伤等情况下，既可发生外源性感染，又可发生内源性感染。空腔脏器破裂造成的感染较前者更为严重。除了在腹外伤时有腹腔空腔脏器的破裂，肠腔内的大量细菌进入腹腔，休克状态下肠黏膜屏障功能降低、肠道内菌群易位，微生物可通过肠系膜淋巴结和门静脉扩散到血液和全身器官，如不及时处理，可造成严重的后果。

第三节　腹部创伤所致肠损伤的休克

一、概述

创伤失血性休克（hemorrhagic shock of trauma）是严重腹部创伤早期常见的并发症和重要的致死原因。由于腹部受到创伤，特别是伴有实质脏器破裂或大血管破裂而致全血绝对容量减少或创伤后机体组织严重破坏、广泛创面渗血、创伤或挤压部位的细胞失活、毛细血管广泛渗漏、血浆或水分向"第三间隙"转移而致的相对血容量减少，都可导致有效循环血容量不足、心排血量减少、组织灌流降低，造成细胞缺氧、损害，称为创伤失血性休克。有的学者认为，创伤失血性休克与创伤性毒血症有关。这些有毒物质（如缓激肽、五羟色胺等）的释放，导致周围血管扩张、大量血液都瘀滞于扩张的微循环中，有液体从微血管向间质组织中漏出，于是有效循环血容量突然减少而引起休克。休克时机体出现以下反应。

（一）循环系统的反应

循环系统的反应包括大循环与微循环两部分。由于细胞外液容量的减少，直接导致有效循环血量（特别是回心血量）不足、中心静脉压和肺动脉楔压降低、心脏排血量明显减少、血压下降、刺激交感神经引起反射性小动脉收缩、外周血管阻力升高，心率及心脏收缩力增加，以应急的方式提高心脏排出量。同时，静脉运动张力增高，使储存于大静脉中的血液进入中心循环，从而使有效循环血容量增多。再者，交感神经受刺激后，强烈收缩血管，保证回心血量的同时也牺牲外周组织器官的血供，把肢体、肠和肾的血液转流至心和脑，尽量维持生命器官的血液灌流。在血压下降时，毛细血管内压力也降低，当毛细血管内静脉压低于组织间的压力时，细胞外液开始向血管内移动以恢复血浆容量，这一现象称为经毛细血管再充盈，通过这一机制使血浆容量恢复正常是一个缓慢的过程。在严重休克时，由于毛细血管内静脉压高，妨碍经毛细血管再充盈，同时休克时微循环内血流缓慢，血液黏稠度明显升高，因此容易发生弥散性血管内凝血（disseminated intravascular coagulation，DIC）和急性肾功能不全（acute renal insufficiency，ARI）。这种血管内凝集是由红细胞和纤维蛋白原浓度升高所致。所以，任何降低红细胞和纤维蛋白原浓度的措施，都有利于防止血管内凝集的发生。

(二)内分泌的反应

心血管系统的反应在很大程度上受内分泌的控制和调节。在细胞外液容量急剧减少后，整个自主神经系统的神经终末和肾上腺髓质立即释放出大量儿茶酚胺，促使皮肤、肾脏和内脏的小动脉收缩，大多数静脉收缩，平滑肌与心肌的小动脉扩张，同时对心脏有变力和变时作用，从而有助于维持心脏和脑的血流。儿茶酚胺除血管活性作用外，还刺激分泌胰高血糖素，并诱导胰岛素抵抗。儿茶酚胺可加速肌肉和肝糖原分解，并刺激脑垂体分泌 ACTH。

血容量过低对醛固酮的分泌是一个强烈的刺激。一方面，它通过 ACTH 直接刺激肾上腺皮质分泌醛固酮；另一方面，肾血流减少和脉压降低，使近端肾小球细胞分泌肾素，进而刺激血管紧张素分泌，促使肾上腺皮质产生醛固酮。醛固酮具有保钠、保水、排钾的作用。此外，低血压、血浆渗透压下降和左心房充盈压降低，刺激压力感受器，使垂体后叶分泌抗利尿激素，因而导致水分进一步滞留，血浆容量恢复。

(三)代谢的变化

休克时儿茶酚胺大量分泌，促使糖原和蛋白质分解，同时由于脂肪分解障碍，非脂肪基质的氧化就成为能量供应的主要来源。故碳水化合物储备的迅速减少和氨基酸去氨基作用的增加乃是休克状态下代谢紊乱的两大特征。

机体碳水化合物储备由肝糖原和肌糖原完成。肝糖原可分解并通过糖异生作用产生少量葡萄糖，此过程可能与休克早期表现出的高血糖有关。肝糖原储备极为有限。肌糖原分解代谢不能产生葡萄糖，主要产物是乳酸盐和丙酮酸盐。乳酸盐进入循环后可作为其他器官的燃料，直接氧化或首先转变为肝内葡萄糖。丙酮酸盐则作为去氨基作用时氨基的主要受纳者，形成丙氨酸，由肝脏摄取。丙氨酸在肝内为尿素的形成提供氮，为糖原的异生、葡萄糖的合成提供碳键。休克时尿素的增多是蛋白质分解并处于负氮平衡的征象。

低血容量休克时，随着心脏排血量的减少和周围血管的收缩，组织血液灌流减少，血氧供应不足，对氧的摄取增加。休克伤员氧的摄取量比正常人高 2 倍以上，动脉氧差明显增大，氧耗量和氨利用率都增高。

二、临床表现

根据休克的病程演变，休克可分为两个阶段，即休克代偿期和休克抑制期，或称休克前期和休克期。

(一)休克代偿期

在低血容量休克中，当丧失血容量尚未超过 20％时，由于机体的代偿作用，伤员的中枢神经系统兴奋性提高，交感神经活动增加，表现为精神紧张或烦躁、面色苍白、手足湿冷、心率加速、过度换气等。血压正常或稍高，反映小动脉收缩情况的舒张压升高，故脉压缩小，尿量正常或减少。这时，如果处理得当，休克可以很快得到纠正；如处理不当，则病情发展，进入休克抑制期。

(二)休克抑制期

伤员神志淡漠、反应迟钝，甚至可出现神志不清或昏迷，口唇、肢端发绀，出冷汗，脉搏细速，血压下降，脉压进一步缩小。严重时，全身皮肤、黏膜明显发绀，四肢冰冷，脉搏无法扪及，血压测不出，无尿。伤员还可有代谢性酸中毒出现，皮肤、黏膜出现瘀斑或消化道出血，则表示病情已发展至弥散性血管内凝血阶段。如出现进行性呼吸困难、脉快、烦躁、发绀或咳出粉红色痰，动脉血氧分压降至 8 kPa 以下，虽给予大量氧疗也不能改善症状和提高氧分压时，常提示呼吸困难综合征的存在。休克的临床表现一般都随休克的病程演变而改变。

三、血流动力学变化

创伤失血性休克时血流动力学各参数有以下的变化趋势，即随失血的增加，平均动脉压（MAP）、肺毛细血管楔压（PCWP）、中心静脉压（CVP）、心排血量（CO）、每搏输出量（SV）、左室每搏功（LVSW）均有相应的下降，其中 CO、SV、LVSW 下降的百分率较大，而 MAP 下降的百分率最少，PCWP、CVP 居中；全身血管阻力及肺血管阻力的变化于失血后即迅速上升，并随失血量的增加而进行性升高，此种代偿的机制使血压的变化不大。因而失血时尤其是失血早期的血压变动，不能真实反映血流动力学的严重程度和组织器官血液灌流情况。直接测定 CO、SV 百分率的变化最能及时反映失血影响的严重程度。如失血量为 $10 \sim 15$ mL/kg，占血容量的 $15\% \sim 20\%$，血压下降仅 $10\% \sim 15\%$，而 CO、SV 则已下降近 40%。

严重低血容量时，可见全身血管阻力（SVR）、肺血管阻力（PVR）和心率均呈直线上升，即使血压无进一步的明显下降，但全身及肺血管已极度收缩，且心跳加速的代偿已濒临极限。此时 CO、SV 的下降均已超过 50%。若任其低血容量状态持续，将导致不可逆休克。

在正常情况下，局部组织血流量由局部代谢的需要所决定，但在休克情况下，微循环的状况将发生明显的改变。创伤、失血性休克时，全身血容量减少，在儿茶酚胺的作用下，小动脉及静脉强烈收缩，周围血管阻力升高，静脉收缩增加回心血量，毛细血管网内静脉压降低，增加液体从组织间隙回收至血管内。在休克早期，微循环对内源性儿茶酚胺的作用非常敏感；至休克晚期，由于局部缺氧，组织的代谢产物潴留，使毛细血管扩张，原来空虚的毛细血管网亦呈扩张、充血明显，微循环对内源性儿茶酚胺的作用丧失其原有的敏感性，往后小静脉亦呈充血淤滞状态。当毛细血管网内的淤滞及静水压力继续上升而超过血浆蛋白的渗透压力时，液体从组织间隙进入血管内的过程便停止，进而更多液体从血管内渗出至组织间隙，形成水肿。

四、诊断

诊断的根本问题，并不是单纯判断是否休克，而是正确估计失液量、失血量及休克的程度。

(一)失血量的估计

除直接观察失血量(如呕血、便血或外伤出血等)外，还可根据休克指数的计算来估计失血量。

$$休克指数＝脉率/收缩压(mmHg)$$

意义：休克指数＝0.5，表示血容量基本正常；休克指数＝1，血容量丧失20%～30%；休克指数＞1，血容量丧失30%～50%(注：正常人的血容量占体重7%)。

另一个简单的估计方法是：失血量在800 mL以下，血压可无变化或变化甚微；失血量在800～1600 mL，收缩压可降至70～90 mmHg；失血量在1600 mL以上，收缩压可降至70 mmHg以下。

(二)休克程度的估计

从临床表现可初步估计伤员休克的程度。

1. 轻度休克

轻度休克时，伤员神志尚清，脉搏在100次/分，但搏动有力，血压变化不大，尿量尚正常。

2. 中度休克

中度休克时，伤员表现为表情淡漠，口渴严重，皮肤苍白，四肢厥冷，口唇、黏膜发绀，脉搏100～200次/分，收缩压在9.3～12 kPa(70～90 mmHg)，尿量减少。

3. 重度休克

重度休克伤员出现意识障碍或昏迷，口渴极严重，皮肤及口唇黏膜发绀，甲床微循环出现衰竭，毛细血管再充盈时间＞2 s，脉搏常在120次/分，外周动脉微弱，搏动不清，收缩压常在70 mmHg以下，无尿或少尿。

五、休克的监护及治疗

(一)休克的监护

在休克的发生发展过程中，伴有血流动力学的障碍，因此，对休克伤员及时进行血流动力学监测，不仅有利于休克的早期诊断、分型，判断其严重程度，而且对指导治疗、疗效检验和预后评估均有重要意义。

1. 动脉压

血流动力学监护中，动脉压一直是最基本的项目之一。血压常作为衡量休克严重程度的重要指标，但必须强调的是，动脉压低下绝非休克的必要条件。在休克早期可不出现低血压，甚至血压可因儿茶酚胺分泌增多而偏高，原有高血压者发生休克时可能血压仍在正常范围内，而原有低血压的伤员收缩压<10.6 kPa（80 mmHg）不一定有明显血流动力学障碍。动脉压也绝不应作为判断抗休克疗效的唯一标准。此外，当周围血管明显收缩时，用袖带血压计测压往往不能正确反映动脉压，其测量值多数偏低甚至测不出。若此时盲目增加升压药物，反而会增加外周阻力和心脏负荷，加剧微循环障碍，不利于休克的纠正，应予以注意。遇到这种情况，推荐采用桡动脉直接穿刺进行有创测压，更真实反映动脉灌注情况。在判断休克严重程度时，除血压等指标外，必须强调密切结合全身情况观察皮肤的颜色和湿度，才能真正发挥动脉压指标在休克中的作用。

2. 中心静脉压（CVP）

CVP 是指接近右心房的腔静脉内的压力。该数值有助于鉴别心功能不全或血容量不足引起的休克。它能反映右心室的充盈情况，对决定补液的质和量、输液速度和是否用强心剂和/或利尿剂提供重要依据，其正常值为 2～6 mmHg。CVP 降低常表明有效血容量不足，增高常见于各种原因所致右心功能不全、血容量增加等。对 CVP 常见的误解是只凭一两个数值就来评估体内血容量情况，事实上 CVP 增高或降低均不能正确反映左心室功能，因此必须连续监测。此外，在 CVP 测定时，"O"点值极为重要，必须将"O"点固定在相当于右心房水平，这样才能使测量值准确。静脉导管、输液管和测压管必须通畅，若不畅通，则会直接影响测量值。使用血管活性药物（无论是血管收缩剂还是扩张剂），以及施行辅助呼吸措施，均可影响 CVP 测量值，测定前应暂停使用，以免造成判断错误。因此在测定 CVP 的临床意义时，必须注意上述因素的存在。

3. 肺动脉楔压

中心静脉压不能直接反映肺静脉、左心房和右心室的压力。在中心静脉压升高前，左心房压力已升高，但不能在中心静脉压的测定中被发现。应用 Swan-Ganz 导管，从周围静脉插入上腔静脉后，将气囊充水，使其随血流经右心房、右心室而进入肺动脉。测定肺动脉压和肺动脉楔压，可了解肺静脉和左心房的压力，并反映肺循环阻力的情况。测定压力的结果，可以更好地指导血容量的补充，防止补液过多，以免引起肺水肿的发生；还可经过导管抽血，进行混合静脉血气分析。导管留在肺动脉内的时间，一般不宜超过 48～72 小时，故仅在抢救严重休克伤员时，方采用此方法。肺动脉楔压的正常值为 $0.8\sim1.6$ kPa（6～12 mmHg），压力增高表示肺循环阻力增加，存在肺水肿时，肺动脉楔压通常超过4 kPa（30 mmHg）。

4. 微循环灌注情况的检查

临床常用的指标有以下几种。

(1)皮肤与肛门的温差：分别测定皮肤和肛门的温度，正常情况下前者比后者低 0.5 ℃左右，当休克时皮肤血管收缩，皮肤温度明显降低，而肛门温度不降低甚至升高，使两者温差增大。当温差＞1.5 ℃，则往往表示休克严重。

(2)眼底及甲皱检查：眼底检查可见小动脉痉挛和小静脉扩张，严重时可出现视网膜水肿。甲皱检查通常在各指甲皱部位，存用特种光源照射的光学显微镜下，用肉眼观察皮下组织微血管的排列、形态及对刺激和加压后的反应等。休克伤员由于血管收缩，因此甲皱微血管的管袢数目明显减少，排列紊乱。管袢内血流状况由正常的"线形"持续运动、混悬均匀，变为血流缓慢、微血栓形成，血细胞聚集成小颗粒，甚至聚集成絮状物。在指甲上加压后放松时可见毛细血管内血液充盈时间延长等。

(3)血细胞比容检查：当周围末梢血的血细胞比容比中心静脉血血细胞比容高时，表明有外周血管明显收缩。

微循环的上述指标测定，对判定休克时微循环障碍严重程度，以及合理选择血管活性药物等均有价值。

5. 尿量测定

采用留置导尿管连续观察排尿情况，也是反映肾血流灌注和血容量状况的简便易行方法。尿量的恢复在很大程度上提示休克的纠正和补液量的充足，极大提示伤员的预后差异。当尿量＜20 mL/h 时，往往表示肾血流灌注不足，严重的可引起急性肾损伤，应采取相应措施予以纠正。

(二)治疗

1. 静脉切开插管测量 CVP

插管至下腔静脉或上腔静脉连右心房处。若 CVP 低于 0.59 kPa，则说明血容量不足。必要时，在心功能允许的情况下，可增加补液的路径，加快补液。

2. 留置尿管

测定每小时尿量，要求其能达到 35 mL/h。

3. 测定血细胞比容

女性正常值是 0.40，男性正常值是 0.45。

4. 确定有无 DIC 的发生

可先做筛选试验，包括出血时间、凝血时间、血小板计数及凝血酶原时间，若其中有两项异常时，再做 3P 试验（鱼精蛋白副凝试验）及乙醇胶试验，如其中一项为阳性，即有确诊价值。

5. 血气分析

动脉血氧分压（PaO_2）正常平均值为 12.66 kPa，如低于 9.3 kPa，即为低氧血症，如低于 8 kPa，则为呼吸衰竭。动脉血二氧化碳分压（$PaCO_2$）正常平均值为 5.33 kPa，在静止状态下，如超过 6.65 kPa，即提示有呼吸功能不全。动脉血 pH 值正常为 7.4，低于 7.3 为酸中毒，高于 7.4 为碱中毒。

6. 纠正酸中毒

若实验室报告尚未有结果时，宜根据临床表现立即进行补液。严重酸中毒若未能得到矫正，休克通常是无法逆转的。一般在应急时，不可盲目补碱。轻微的酸性环境有助于氧气分子和含氧血红蛋白的分离，防止组织缺氧，且轻微的酸中毒可在补液后快速缓解。过量补充碳酸氢钠可导致血红蛋白和氧气分子在碱性环境中结合紧密，不易释放氧气，加重组织缺氧。

7. 维持血氧供应

患者如已出现低氧血症，则必须给予充分的供氧；出现呼吸功能衰竭后，应及时行气管切开，更甚者则做辅助或控制呼吸。无创的操作包括给予鼻导管、氧气面罩吸氧，有创的操作包括气管插管、气管切开，对有条件的伤员可进行体外膜肺氧合（extracorporeal membrane oxygenation，ECMO）。

8. 补充血容量

一般来说，对因失血所导致的低血容量性休克，应该适当补给全血。对由于休克引起的血液黏稠度增加，短期内大量的输入全血是不利的。扩容原则应遵守“先晶后胶，先盐后糖，先快后慢，纠酸补钙，见尿补钾”。扩容首选晶体液，可适当加入胶体但不应该作为首选，可给予平衡盐溶液 1000～2000 mL（根据具体病情而决定其输注的速度），这将更有利于提高组织的灌注率。如丢失血容量少于血容量的 20%，可以用平衡盐溶液代替输血；如丢失 40% 以上时，则应以全血为主，辅以部分的平衡盐溶液或右旋糖酐。若非因急性出血所引起的低血容量性休克，尽量输入大量的全血。但如果在战场中进行抗休克治疗，全血便成为第一位的选择。一方面，伤员存在明确的血液丢失，可通过全血迅速扩容补充；另一方面，迅速补充血液中的各种成分，有利于创伤早期的现场救治。一些数据表明，在提倡成分输血的今天，全血在战场休克伤员的复苏中依然有不可撼动的地位。

9. 活血管药物的应用

（1）血管收缩药如盐酸甲氧明、去甲肾上腺素、肾上腺素、间羟胺等，均作用于血管的 α 受体，使外周收缩、血压升高。这类药物若应用不当，可引起微循环障碍等严重并发症。应用的适应证包括：①未能及时输血导致血压骤降；②过敏性休克所致的血管扩张致血容量不足；③血容量已初步得到纠正，而血压尚不稳定时，给予小剂量可促进休克的纠正。

（2）血管扩张药如多巴胺、间羟胺、异丙肾上腺素等。小剂量的多巴胺可扩张外周血管，改善外周血供；间羟胺可兴奋心脏 β_1 受体，起正性肌力作用。两者常在抗休克治疗中同时运用。

第四节　极寒、极热、湿热环境下腹部战创伤所致肠损伤的特点

研究表明，不同致伤因素、气候特点和地理环境下火器伤感染发生的特点及规律各不相同，本节就低温、干热、湿热、高原和濒海、放射环境下腹部战创伤所致肠损伤的特点、枪弹伤伤口细菌特点及耐药性做一叙述。

我国东北部、西部等地区为我国重要战略防区，但是冬季寒冷，气候干燥，由于其特殊地理位置构成的特殊气候条件，其冬季低温环境下的腹部战创伤所致肠损伤特点必定不同于常温常湿环境下的创伤，有其自身的特点和规律。低温环境下伤道细菌增殖慢，感染明显推迟，因此在低温环境下，伤道早期清创时间可以适当延长。但若不及时采取保暖措施和救治，会导致创冻复合伤，使病员致伤、致残率及死亡率明显上升，造成严重不良后果。常温条件下细菌繁殖的相对静止期一般不超过 6 小时，而我国动物实验研究发现，在低温条件下，枪弹伤后 24 小时，伤道组织中的细菌仍处于相对静止期，明显长于常温常湿条件下，同时感染严重程度也低于常温常湿条件下。因此要根据战场情况、受伤情况调整在低温条件下对伤员的救治方案，即便在一线未能在 6 小时内进行清创，在抗感染治疗的同时，可以适当放宽清创时间，从而最大限度地减少治疗、康复时间，减少战斗减员，提高救治能力，保证部队战斗力。同时，高比例的创冻复合伤也应是在寒冷条件下一线救治腹部战创伤伤员所要重点关注的方向，在抗感染和清创的同时，对伤员的保暖尤为重要。

戈壁、沙漠地区具有明显的夏季气温高、昼夜温差大、干燥等特点，夏季炎热干燥的气候增加了机体的热应激反应，在机体受到创伤时更能诱发休克，增加后续补液治疗的难度和死亡率。外界环境病原菌和/或腹部战创伤肠破裂导致大量含菌肠内容物外溢，成为感染的"来源库"。由于创伤和感染等因素导致的应激情况下，肠黏膜对细菌和内毒素屏障能力减弱，大量细菌和内毒素经门静脉和肠

系膜淋巴系统侵入血循环，造成败血症。同时，腹部除了会发生火器直接损伤外，还会受到瞬时空腔效应和压力波效应等共同致伤效应的影响。尤其是在沙漠干热环境下，由于高温的影响，机体的免疫力下降，使人体更利于细菌繁殖。相关研究发现，在沙漠干热条件下，伤道在 4 小时就达到了感染临界值，比常温条件下提前了 2～4 小时，因此对于干热条件下腹部战创伤的伤员，应该在抗感染的同时尽量提前行清创，防止由于清创不及时导致的严重败血症。

我国南方大部分地区在夏季的时候都是处在湿热环境条件下，湿热环境是指所处的自然环境表现出气温高、湿度高、雨量大、日温差小、无风或少风的特点。由于在湿热环境下，人体汗液的蒸发大大减少，虽然大量分泌汗液，但是带走的热量大幅减少，从而导致人体失水增多，散热不足。在湿热环境下腹部战创伤细菌繁殖快、数量多，感染提前，相对于常温常湿环境来说，高温高湿的环境更适合细菌繁殖，创伤处大量失活组织成为细菌繁殖良好的培养基，最后在湿热环境下人体屏障功能及免疫力下降，使细菌更易入血，细菌数在相同时间明显高于常温常湿环境中的伤员。因此在这种环境下，外科处理的重点是尽早清创和防止感染，不能消极等待，尽可能彻底清除所有失活组织。

高原腹部枪弹伤细菌污染较平原轻，由于高原地区紫外线强、空气干燥、气温低、氧分压低等因素导致环境中细菌的数量和种类较平原地区少，受伤部位污染轻。因此在高原环境下，伤道早期清创时间可以适当延长。但如果得不到及时保暖和及时救治，会导致创冻复合伤及严重高原反应，产生严重不良后果。我国有动物研究显示，在无阶梯习服情况下制作枪弹伤动物模型，高原地区较平原地区明显伤道细菌污染轻、迟缓期长 3～9 小时、细菌增殖速度慢、伤道污染菌的内毒素毒力低、感染时限延迟，引起感染的细菌临界数量提高。环境干燥是细菌在高原枪弹伤组织中增殖迟缓期延长的主要因素之一，但是在高原地区较在平原地区金黄色葡萄球菌对庆大霉素、氯霉素和链霉素的耐药性高，在高原地区较在平原地区表皮葡萄球菌对先锋 V、复方新诺明、链霉素、氯霉素和头孢拉定的耐药性高，同时高原地区葡萄球菌对复方新诺明的耐药率为 100％，这可能与高原特殊地理环境和气候环境相关。因此在高原环境下对腹部战创伤的救治应当更加关注抗菌药物的使用、清创时间和对高原特发病的预防和救治。在选用抗生素时应特别注意，必要时，可采集标本做细菌培养和药物敏感性试验。

针对创伤合并海水浸泡是指海战中伤员受海水浸泡的一类特殊创伤，海水导热快、呈碱性和高渗，具有独特的细菌学特点，对伤员整个机体及火器伤局部影响都比较严重。我国专家对东南沿海海水进行研究发现，在这部分海域海水中分离出的细菌以弧菌属最多，尤以溶藻弧菌为著，因此弧菌属导致的伤口感染可能是我军创伤合并海水浸泡救治中必须关注的方面。濒海战创伤救治应针对海洋特有菌群进行药物治疗。我国专家研究发现创伤合并海水浸泡后，不同部位感染的细菌谱有所不同。伤口感染可发现金黄色葡萄球菌、表皮葡萄球菌等表面菌群、铜绿假单胞菌、大肠埃希菌等肠道菌群，溶藻弧菌和创伤弧菌等海水特有菌群；腹腔感染的病原菌主要有大肠埃希菌、阴沟肠杆菌、铜绿假单胞菌等肠道菌群和溶藻弧菌等海水特有菌群；血液感染的病原菌主要有金黄色葡萄球菌等表面菌群、大肠埃希菌等肠道菌群和副溶血弧菌等海水特有菌群。海创伤感染抗菌药物中，对革兰氏阴性菌感染，可选用β-内酰胺类、氨基糖苷类和喹诺酮类抗生素等；对革兰氏阳性菌感染，可选用喹诺酮类、氨基糖苷类和糖肽类抗生素等；对多种细菌引起的重度感染，应考虑联合用药。在条件允许的情况下，可以采集标本做细菌培养和药物敏感性试验，同时也应注意早期使用抗弧菌抗生素。

随着核武器不断更新换代，未来战争中不能排除救治放射性环境中腹部战创伤伤员的可能。放射性环境火器伤细菌生长增殖快，感染时限缩短且严重。其主要原因可能为放射性环境导致全身骨髓造血组织破坏，免疫功能被抑制，细菌和坏死组织不易被清除，细菌易于入侵，易更早发生感染且更为严重，肠道细菌更容易入血。我国有研究发现，放射性环境火器伤细菌生长加快，相对静止期较短，细菌入血时间提前，肠道细菌容易入血，感染时限提前。致伤4小时起各时间点可检测到表面菌群，如草绿色链球菌、卡他球菌和微球菌。致伤后8小时就可检测到肠道菌群，如枯草芽孢杆菌、大肠埃希菌和变形杆菌。

综上所述，常温常湿环境下细菌增殖的静止期相对较短，一般不超过6小时，而高温、高湿环境、濒海环境及放射性环境火器伤后更早出现细菌增殖，更早发生感染且更为严重，肠道细菌更容易入血，感染时限提前。特别是濒海环境有其特有的菌群（弧菌），因此，在救治过程中应尽可能全面彻底清除坏死组织；通过手术干预，控制出血和感染源；进行感染并发症的预防和抗生素治疗；采取心肺支持的重症监护，进而提高临床救治的成功率。而针对腹部创伤肠外漏伤员，一旦大量肠管外漏，可能导致肠破裂、肠坏死，甚至出现感染休克等严重并发症，同时漏出的肠管已经被污染，因此不能在现场急救时将外漏肠管还纳回腹腔，否则很容易导致严重腹腔感染。

第四章

腹部创伤所致肠损伤的分级救治

创伤救治工作服从和服务于军事斗争和作战行动的需要，遵循分级救治、分类救治、时效救治、治送结合、前后继承和精确高效的原则。分级救治是各级救治机构对战创伤伤员进行分工救治的总称，是根据各种条件和医学要求，将伤病员的整个救治过程，由纵深梯次配置的各级救治机构，按照各自的救治范围分工完成。目的是充分利用有限资源，及时救治危重者，使绝大多数伤员获益，降低死亡率，提高救治效果。

腹部创伤的战现场急救由作战人员、卫生员、营和连抢救组人员完成。作战人员在战场指挥员指挥下，积极开展自救互救。卫生员积极开展并指导作战人员自救互救，包括搜寻伤员、检伤分类、进行基础生命支持、通气、止血、包扎、固定、搬运等处置，对肠脱出伤员进行局部保护性包扎，将伤员搬运到相对安全地带等。

腹部战创伤的前线紧急救治由机动外科医疗队、团救护所及相当的救治机构完成，包括前接伤员、紧急救治和联系后送等。基本技术范围包括检伤分类、休克复苏、感染防治，条件许可时积极开展以抗休克和腹部损害控制手术为主的紧急救治，待伤情稳定后迅速后送。

腹部战创伤的早期治疗由野战医院、师救护所及相当的救治机构完成，包括前接和收容前方及附近部队伤员，实施早期救治。基本技术范围包括实施紧急手术(如出血控制、胃肠道破裂污染控制等)，对有脏器和组织损伤员进行缝合、切除、修补、吻合等手术。留治1周内能治愈归队的轻伤员，组织伤员后送。

腹部战创伤专科治疗通常由基地医院和后方医院完成。其基本技术范围包括开展腹腔脏器损伤修复等专科治疗和确定性手术，继续脏器并发症及感染并发症防治等。

第一节　腹部创伤的战现场急救

腹部创伤包括开放性腹部创伤和闭合性腹部创伤。开放性腹部创伤可有肠管膨出；闭合性腹部创伤可有肝、脾等脏器损伤，引起内出血，导致出血性休克。胃肠等空腔脏器穿透伤可引起腹膜炎，伤员腹痛明显。

一、判断伤情

(一)视诊

(1)腹部损伤无裂口时，损伤部位可见肿胀或凹陷，出现大范围腹痛和触压痛，伴有恶心、呕吐等症状。

(2)腹部损伤有裂口时，损伤部位可见出血。若裂口与腹腔相通，可见肠管膨出。

(3)腹腔内脏器损伤伴休克者表现为面色苍白、出冷汗、肢凉、脉搏细速；胃肠道损伤临床表现为腹部剧痛、胀气、恶心、呕吐、腹肌紧张；肝、脾脏器损伤的特征是腹痛不明显，内出血量多时有腹胀、休克等表现。

(4)腹部膨隆提示腹腔积血、积液量大，尤其在动态观察过程中，若出现腹部膨隆并伴随休克加重，提示活动性出血。

(5)左季肋部挫伤提示脾脏损伤，右季肋部挫伤提示肝脏损伤，中上腹部伤痕需警惕胰腺十二指肠伤，下腹部伤痕需警惕肠管损伤等。

(二)触诊

(1)腹壁张力。

(2)压痛、反跳痛。实质脏器破裂出血症状较空腔脏器破裂、消化液泄漏导致的腹膜刺激轻，后腹膜血肿有深压痛。

(3)压痛部位有助于损伤定位。

(三)叩诊和听诊

在战现场往往很难进行叩诊和听诊，且对伤情评估价值不大。待条件允许时再行检查，可进一步获得腹腔积液量、肠鸣音是否减弱或消失、腹部大动脉杂音等信息。

二、战现场急救

(1)利用战术动作或借助火力掩护及掩体快速接近伤员，并将伤员搬至隐蔽地。

(2)使伤员平卧，检查其意识、呼吸、脉搏。如遇呼吸、心搏骤停，立即行心肺复苏术。

(3)通过视诊、触诊、叩诊、听诊快速判断伤情，做出初步诊断评估。确认腹部受伤的情况下，将衣物垫在伤员膝下，使其双腿屈曲，使腹部肌肉放松，并嘱咐伤员不要用力咳嗽或翻动。

（4）止血：对四肢大动脉出血等具体情况予以止血处理，标注止血时间。

（5）通气：利用通气技术对气道不畅者予以呼吸支持。

（6）包扎：露出的肠管不要还纳回腹腔，以免增加腹腔污染，可用三角巾包扎内侧面或几层大纱布（浸湿更好）覆盖后用饭碗等物品盖好，然后再包扎固定，可以使脏器避免受压；如果内脏脱出较多，或脱出的内脏有绞窄现象，为避免因内脏脱出而加重休克和组织坏死，应将内脏送回腹腔，此时污染已经属于次要问题；如肠管有穿破时，则穿刺部位不还纳，可用纱布遮盖后，用钳子将穿破部位夹住，包扎在敷料内。

（7）止痛：一般不提倡在未明确诊断时使用镇痛药，但在战场环境下，对于因疼痛致恐慌或休克的伤员，可选择性使用吗啡、哌替啶等止痛。

（8）固定：对伤员的四肢骨折等伤情采取夹板固定或患肢固定等处理措施。

（9）给伤员贴上伤员信息卡后，用脊柱板等担架将伤员搬运至前线卫生连或救护所。

第二节　腹部创伤在前线卫生连/救护所的处理

对腹部创伤在前线卫生连/救护所的处理步骤如下所述。

（1）首先使伤员脱离危险环境，排除即刻威胁生命的情况。如有明显的大出血、开放性气胸，应立即予以处理。

（2）遵循急救 ABC 原则：即首先保证气道通畅，维持伤员的呼吸和换气功能；迅速清理伤员呼吸道异物，解除阻塞，包括清除口鼻中的泥沙、义齿、血块、分泌物等；必要时采用仰额抬颏法进行人工呼吸或环甲膜穿刺。

（3）止血：紧急止血时使用指压止血法，加压止血法可以应对一般中小血管的出血，软组织出血时加压填塞法更适用，止血带应用于控制四肢大出血效果好。

（4）腹部伤口包扎：如遇肠管脱出者，一般不直接将其回纳腹腔，可用干净的急救袋内皮或浸泡过生理盐水的敷料加以覆盖，然后将换药碗盖上，再行包扎固定。如果脱出的肠管很有可能发生绞窄，此时主要考虑防治肠坏死而不是细菌感染，可将腹部伤口扩大，把肠管回纳入腹腔。若脱出的肠管破裂，可用钳子夹紧封闭破裂处，防止肠内容物流出加重污染，将钳子与肠管一起包扎在敷料内，待后送至院内处置。若腹壁有较严重的缺损，脱出的脏器较多，宜于现场把脏器回纳入腹腔，避免加重休克。

如图 4-1 所示的能固定在背部的肠外露固定装置适合于此种情况下的治疗。该装置的主要功能及优点为有利于腹部战创伤现场急救中肠外露的固定；所用材料具有较好的柔韧性，且具有防水功能，具有良好的自然环境适应性；操作简单方便，适于复杂的战场环境；轻巧易携带，具有较好的勤务适应性。

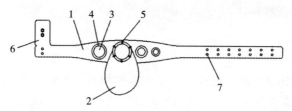

1—弹性腰带体；2—无菌袋体，其开口边设置有第二连接带，带上设置有第二连接孔；3—多孔洞；4—第一连接带，其上设置有第一连接孔；5—卡扣，连接第一接孔和第二接孔；6—锁扣；7—调节孔。

图 4-1　一种能固定在背部的肠外露固定装置

（5）若有骨折，搬动前应初步固定。

（6）建立 2 或 3 条输液通道：安全型留置针便捷易操作，且有效减少转运途中因颠簸造成的意外伤。对创伤性休克的伤员可行颈外静脉穿刺置管，有研究证明此种做法优于过去的静脉切开和深静脉置管。

（7）液体复苏，预防休克：保温，避免低体温。休克一旦发生，即刻开始输液，尽快恢复血容量。为避免对损伤部位造成二次损伤，加重其充血、水肿，输液的大静脉宜选用颈内静脉、锁骨下静脉、上肢静脉等上腔静脉系统的大血管。腹部创伤可能并发下腔静脉系统的血管损害，为避免加重内出血，不建议采用下肢输液。

对于失血性休克，传统做法是短时间内大量补液，防止组织缺氧造成的多器官功能衰竭（multiple organ failure，MOF）。以血压为观察指标控制输入的液体量，快速加压输液，若收缩压为 8～12 kPa（60～90 mmHg），尽量在 45 min 内输入 1500 mL 平衡液；若收缩压＜7 kPa（52.5 mmHg），伤员严重休克，应在 15～30 min 内输入 2000 mL 平衡液。休克缓解后可减缓输液速度；若休克不缓解，应加快输液速度并加用多巴胺等血管活性药。为有效恢复血容量，改善血流动力学状态，晶体液和胶体液以 3∶1 的比例配制为宜。随着损伤控制外科（damage control surgery，DCS）的提出和发展，液体复苏治疗出现了损伤控制性复苏（damage control resuscitation，DCR）的概念，该理念建议面对创伤早期的低血压，将血压控制在 90 mmHg 左右的低水平更有利。

（8）禁食、禁水，酌情行胃肠减压，留置导尿管。

（9）在明确诊断前尽量避免使用吗啡等强效镇静药及镇痛药，也可适当早期镇痛，缓解急性疼痛，亦可减少恢复期慢性疼痛综合征的出现。

（10）实施急救的同时，对开放性腹部创伤伤员可应用抗生素和破伤风抗毒素等预防性治疗。

(11)现场急救后，尽快后送，途中严密观察。垫高伤员膝下，使髋膝半屈以减小腹壁张力，缓解疼痛。

第三节　转运后送

严重腹部创伤伤员的后送或转运是由掌握创伤急救专业知识和技术的医护人员组成的机动卫勤分队来完成，并利用配套的创伤急救仪器设备，将创伤伤员从前线卫生连/救护所向后方医院转送救治的全过程。对严重腹部创伤的救治分为 3 个时期，伤后第 1 个小时为黄金时期，第 2 个小时为白银时期，第 3 个小时为死亡时期。如何在战争中快速处理腹部创伤并及时将伤员转运至后方进一步救治，以有效挽回战士生命，是现代化军事行动中机动卫勤分队迫切需要解决的问题。

一、固定、搬运材料

固定、搬运材料应具有小巧轻便、多功能、可重复使用的特点，如改良托马斯夹板、充气夹板、网状夹板、智能担架等。充气夹板重量轻，能透过 X 线，可塑性好。多部位骨折固定担架用于搬运全身多发骨折的伤员。负压夹板有自闭式气阀，通过专用气筒抽吸囊内气体至真空状态，囊内高分子颗粒间摩擦力增大，迅速成型变硬，再通过尼龙搭扣式束带绑扎，与肢体有良好的贴附性，有利于创伤止血和减少并发症。智能担架也称移动式重症监护室，可作为伤员救治的复苏、稳定和后送平台，如机动特护救援设施和创伤生命支持与运输单元等。

二、交通工具

中远距离的转运需使用技术更加先进的救护飞机、直升机、专用车辆对伤员实施转运，实现后送、监护、救治一体化。伤员救助和运送系统除配备有相应的医护人员外，还应配备适合高空使用的动力复苏输液泵、自动体外除颤仪、便携式制氧机和呼吸机等。我军现有的医疗直升机多是在普通直升机基础上临时配置血压计、呼吸机等急救设备，功能方面以后送为主。

转运过程中根据不同的转运交通工具及其所配备的急救器械设备，对伤员予以基础生命支持，如展开 VIGCF 的急救程序，条件允许可直接在交通工具上进行手术救治。另外，转运过程中还应特别注意保温，尤其是空中转运时，伤员热量尤其容易丢失，可使用专用设备及毛毯、外套等。

第四节　后方救治

当伤员到达医院后即开始院内抢救，此时的抢救必须做到"三快"，即快速诊断、快速手术和急诊室紧急救治。具体措施和要求如下。

一、评估伤情、快速诊断

医护人员迎接伤员时应在最短的时间内根据伤员的症状和体征迅速评估伤情。询问的同时，立即解开伤员的衣裤，检查其有无气道堵塞、呼吸的幅度和频率、体表有无出血、生命体征及意识情况。创伤伤员多有外伤史，从外观或主诉、伴送者诉说多可明确伤因，但病史的采集应尽可能详细，要尽可能了解受伤时间、部位、暴力性质、方向、速度，以及受伤时的体位等。对于复合伤的伤员要及时处理威胁生命的损伤，然后再进行全面体格检查，并注意腹部情况。通过全身检查及腹部体征多可做出初步诊断。常用视、触、叩、听等基本检查手段。根据腹部伤处淤血、触痛、反跳痛、肠鸣音有无消失或减弱，以及血象的检查、有无白细胞增高等，基本做出有无内脏损伤的初步判断。

选择合适的辅助检查以进一步明确诊断。

（1）诊断性腹腔穿刺术：简单易学、可靠性强，根据穿刺液性质可快速明确出血损伤情况，是常规的腹部创伤诊断方法，对于伤情重、不便做非床旁检查的伤员更加有利。

（2）创伤重点超声评估（focused assessment sonograph for trauma，FAST）：是简单有效、准确度高的评估伤情方法，安全、可反复操作，比起一般 B 超检查更加省时。在腹部创伤、胸腹联合伤需要探查积液的情况下，FAST 的作用尤其明显。

（3）CT 检查：用于创伤，特别是闭合性损伤后损伤器官的定位准确可靠。螺旋 CT 扫描全面、快速，对多脏器损伤等复合伤诊断准确率高，对闭合性腹部损伤情况下的血管损伤的诊断也有很高的临床应用价值，必要时还可以通过注射造影剂行增强扫描。

（4）数字减影血管造影（DSA）及栓塞治疗技术：近些年来在创伤伤员的诊断救治中效用明显。对于以下两种病情尤其适用：怀疑有血管损伤但伤员生命体征平稳；伤员伤情危重，但出血已经通过先前治疗得到控制。

简言之，FAST、腹腔穿刺有助于快速作出基本诊断，常规辅助检查难以确诊时可考虑行 CT 等影像检查。

对腹部创伤的诊断首先要决定有无内脏损伤、是否需要手术，其次要决定是哪类脏器损伤。诊断方法以根据病史结合临床及辅助检查为主。

二、实施"VIGCF"急救程序

1. V

V（ventilation）指保持呼吸道通畅：快速清理口鼻分泌物及异物，对舌根后坠者放入口咽导管，充分给氧。伤员若有胸腹联合伤，立即给予胸腔引流、胸部伤口包扎等处置。紧急情况下行心肺脑复苏，必要时呼吸机辅助。

2. I

I(infusion)指维持有效循环：通过静脉通路补液，条件允许可给予深静脉置管，维持有效循环血量。根据血压、中心静脉压、尿量灵活调节补液速度。补液原则为先盐后糖、先晶后胶、先快后慢、见尿补钾（＞30 mL/h）、必要时输血。补液过程中尿量增多，说明补液措施有效；如尿量仍少，需考虑补液量不足或并发肾衰竭。中心静脉压(CVP)应维持在 $5\sim10$ cmH$_2$O，CVP 降低提示血容量偏低；伤员 CVP 正常，但血压降低，则行容量负荷试验；中心静脉压升高则提示心功能不全甚至心衰。

3. G

G(guardianship)指观察伤情变化：定时监测血压、脉搏等生命体征。观察意识状态、尿量变化、出血情况，根据伤情采取应对措施。

4. C

C(control)指控制活动性出血：迅速控制体表的明显出血，根据具体情况采用加压止血法等合适的止血措施。即使止血有效，后续也应注意观察血供情况。

5. F

F(follow)指密切配合医师进行操作：伤员出现手术指征时，对已暴露伤口用敷料盖上、换药碗覆盖紧急包扎，并及时做好配血、皮试、备皮等术前准备。

三、严密观察手术指征

如果伤员出现以下情况，应及时进行剖腹探查：腹痛进行性加重或范围扩大；腹部出现固定部位的压痛、反跳痛和腹肌紧张；肠鸣音减弱或消失；出现腹胀；全身情况恶化，口渴、烦躁、脉搏加快或体温骤升；血中红细胞进行性减少；血压有下降趋势；消化道出血或严重的血尿；发现膈下有游离气体；腹腔穿刺或灌洗呈阳性；出现不明原因的休克。

四、快速手术治疗

(一)剖腹探查

对于明确有腹内脏器伤，血压稳定或经抗休克治疗后血压转稳的伤员，可直接送入手术室进行手术治疗。对于不能排除腹内脏器损伤的无明显体征伤员，也应尽早进行手术探查，避免错失早期黄金治疗时间。手术切口常选用正中切口，进腹快，出血少。手术原则为先止血，后修补。迅速吸出腹腔内积血，查明出血部位后快速止血，血凝块聚集处是损伤出血部位的可能性较大。手术探查动作要轻柔、迅速、谨慎。为防止遗漏，可按右上腹、左上腹、小肠及其系膜、结肠及其系膜、盆腔各器官的次序逐步探查。若探查为空腔脏器与实质脏器的复合型创伤，应先处理破裂的实质脏器，再处理空腔脏器。损伤处理结束，要彻底检查、清除腹腔内异物，并反复冲洗、吸净，选用合适的引流方式，再关闭腹腔。术后足量使用广谱抗生素，积极预防休克，对症治疗。

（二）内脏器官损伤

1. 膈肌损伤

（1）膈肌穿透性撕裂伤：要求用高强度缝线行间断缝合修补。

（2）各级周边的缺损：可以将膈肌缝合到偏向头侧的肋骨上。

（3）膈肌中央的大块缺损：需要使用补片修补缺损。

（4）不管是否有气胸，膈肌术后常规放置伤侧胸腔闭式引流。

2. 肝脏损伤

（1）浅表损伤：可以用无损伤缝线修补或电凝烧灼止血，对肝缘部的小裂伤，如出血停止也可不缝合。

（2）深部出血：需先双手压迫止血，等待麻醉师补足血容量，然后充分游离肝脏，仔细寻找出血部位，如有明确的肝内血管损伤应予钛夹钳夹，如果出血仍无法控制，则填塞肝脏周围，使肝脏裂口紧闭，取得压迫止血效果，36～72 小时后撤除填塞物再次探查止血。

（3）粉碎性肝实质伤：行清创性肝切除或填塞术，肝周置引流管。

（4）肝外大血管损伤：应尽量修补，死亡率较高。

（5）肝管损伤：应行胆肠 Roux-en-Y 吻合术。

3. 胆囊、胆管损伤

胆总管损伤经修补后，放置 T 形管引流，如缺损太多，可与空肠做 Roux-en-Y 吻合。胆囊做胆囊切除术，手术后在小网膜孔放引流管。

4. 脾脏损伤

（1）对血流动力学稳定的伤员可选择保守治疗。

（2）最初 24 小时内监测生命体征、尿量、血红蛋白。

（3）保守治疗成功的伤员于 8～12 周复查腹部 CT，以评估愈合情况。

（4）对有活动性出血者应行脾脏切除术。

5. 胰腺损伤

（1）术前有条件可行 MRCP 或 ERCP，以评估胰管的完整性。

（2）主胰管完整的胰腺浅表损伤：只需留置引流即可。对小裂伤用丝线缝合，严重伤需缝扎止血、充分引流。

(3)主胰管有损伤：遵循头部引流、尾部切除的原则，对胰体尾部胰管断裂或横断伤应当切除远侧胰段和脾，将近侧断端胰管结扎，残端用丝线缝合。手术后在小网膜囊内放乳胶管引流，腹腔内置烟卷式引流或双套管负压吸引。

(4)胰头严重损伤合并胆管和十二指肠损伤：行 Whipple 手术。

6. 胃损伤

(1)胃损伤大多由穿入性损伤引起，术中应该打开网膜囊检查胃后壁是否有损伤。

(2)胃壁的损伤：只需要行简单的单层缝合修补即可，或将创缘修整后做横向双层缝合。

7. 十二指肠损伤

(1)十二指肠壁内血肿：无须切开取出，行禁食、胃肠减压、肠外营养等保守治疗，3～4 周即可自行吸收。

(2)十二指肠损伤：将创缘修整后做横向双层缝合，注意必须防止手术后缝合裂开或狭窄，且术后胃、十二指肠处应置管持续引流。

(3)小裂伤可行一期修补：十二指肠较大的裂伤或损伤累及胆总管，应在十二指肠修补的基础上行幽门隔出术(胃腔内缝闭幽门)及胃空肠吻合，并放置空肠营养管。

(4)严重的十二指肠损伤：行 Whipple 手术。

8. 小肠损伤

(1)对大多数的小肠损伤，可行单层缝合修补。

(2)对系膜缘的小肠损伤或多发相近小肠损伤，需行肠断切除。

(3)对水肿明显的肠管，手工吻合较安全可靠。

(4)漏诊时间长，应行临时肠造瘘，不宜行一期修补。

(5)小肠在短距离内有多处穿孔、肠管大部或完全断裂、系膜血管伤有肠壁循环障碍时，可做小肠部分切除端-端吻合术，手术后放置烟卷式引流与胃肠减压。

(6)肠系膜广泛撕裂，可能会危及大段肠管的血供，广泛切除会导致短肠综合征，此时的最佳方案是先进行液体复苏，复苏满意后再次评估肠管血供以决定切除范围。

9. 结肠损伤

(1)若受伤距手术时间短于 6 小时，穿孔不大，腹腔污染不重，伤员全身情况好，手术后能留治观察 7～10 天，可做一期缝合和吻合。手术后在吻合口附近放一双套管引流和负压吸引，并在膀胱直肠窝置烟卷式引流。大多数结肠单纯损裂伤可直接缝合修补。

（2）对广泛的去浆膜损伤，只需行浆膜层修补即可。

（3）结肠活动段损伤，可将损伤段外置；结肠固定段损伤，缝合后在近侧活动段做结肠造口术或小肠末端造口术分流粪便。外置和造口均需另做切口，不要将肠袢置于主要切口上。外置肠段应够长，并用玻璃棒（两端用橡皮管相连，若无玻璃棒也可用较硬的橡皮管）支撑，防止因回缩致粪便流入腹腔。

（4）对污染严重的伤员，推荐结肠造瘘，不要做一期修补。

10. 直肠损伤

（1）对单纯的小裂伤，没有明显粪便污染，可以行缝合修补。

（2）有污染情况下，直肠修补后需行近侧结肠袢式造瘘。

11. 腹膜后血肿

（1）对穿入伤所致的腹膜后血肿，均应切开后行腹膜探查。

（2）对钝性伤所致腹膜后血肿，如血肿位于中央区，应该探查，如血肿位于外侧区或盆腔，除非血肿巨大，呈搏动性或者进行性增大，一般不建议探查。

（3）对大血管损伤引起的进行性血肿，应在做好充分准备后切开后腹膜探查，修补较大的血管，结扎较小的血管。

（4）对腹膜后脏器（胰、十二指肠、结肠、肾等）损伤造成的腹膜后血肿，应当先处理腹膜后脏器损伤，再清除血块，并加低位引流。

12. 骨盆骨折导致失血性休克

（1）对骨盆骨折导致的失血性休克，行骨盆外固定压迫止血，积极抗休克治疗。

（2）生命体征尚平稳者，可转放射介入科行 DSA。

（3）生命体征不平稳者，应手术治疗，将纱布填塞骨盆，再行 DSA。

应注意，此类伤员死亡率极高。

13. 肾损伤

（1）对于肾损伤员，尽可能保留肾。对小裂伤可缝合，多数浅表裂伤不便缝合者可用大网膜包肾。

（2）对于局部的碎裂伤，可做肾部分切除术。

（3）对于无法修复的肾蒂血管伤、肾广泛撕裂伤，如确诊对侧肾功能良好，可做肾切除术，手术后于肾旁置烟卷式引流。

14. 肾盂损伤

（1）对肾盂损伤小伤口，可做缝合处理。

（2）对较严重的肾盂裂伤，可将肾包膜游离翻转，肾周脂肪贴覆缝合，并做肾盂造口术，肾旁置烟卷式引流。

15. 输尿管损伤

(1)对输尿管损伤小伤口，可做缝合处理。

(2)对较严重的输尿管损伤，可将上下断端充分游离，部分切除后做对端吻合术并留置支架管。

(3)对输尿管下段离断伤，可行输尿管膀胱吻合术，术后在吻合口旁置引流管。

腹腔内脏器损伤处理完毕后，用温热的 3～9 L 等渗盐水冲洗并吸净。腹腔内置入 1 根或数根单腔引流管，另做戳口引出。

第五节　损害控制策略和技术的研究与进展

一、损害控制基本概念

损害控制(damage control，DC)是针对严重创伤伤员进行阶段性修复的外科策略，旨在避免由于低体温、凝血功能障碍和酸中毒互相促进形成致命性三联征(the triad of death)而引起的不可逆的生理损伤。了解创伤伤员发生多器官功能障碍综合征(multiple organ dysfunction syndrome，MODS)的"二次打击"机制有助于了解 DC 的原理。"第一次打击"代表损伤的类型和严重度及生物学反应，第一次打击时可诱导炎性反应。"第二次打击"代表治疗的类型和结果，依赖于第一次打击的严重度，第二次打击使伤员向有害的结局发展。DC 是通过减少由创伤导致的第一次打击和减轻救治过程中第二次打击的强度，调节创伤后炎性反应，选择最合适的伤员行恰当的外科干预，提高救治成功率。

大多数严重腹部战创伤伤员可按非 DC 方式处理，并不需要采取 DC 及计划再手术模式处理。只有少数生理潜能临近或已达极限的伤员，虽然技术上能达到创伤 I 期修复和重建的要求，但其生理潜能临近耗竭，进行大而复杂的外科手术则超过伤员生理潜能极限，必须采用 DC 处理模式。腹部战创伤伤员需要行 DC 的适应证包括：①严重内脏器官损伤伴大血管损伤，如严重肝及肝周血管伤、骨盆血肿破裂和开放性骨盆骨折。②严重内脏器官损伤，如严重胰十二指肠伤等。③严重多发伤，损伤严重度评分(injury severity score，SS)≥25。④严重失血，估计失血量>4 L；收缩压<9.33 kPa(70 mmHg)等血流动力学不稳定状态；或输血量>10 单位；或手术室内血液置换>4 L；或所有手术室内液体置换>10 L。⑤出现致命性三联征：体温<35 ℃；pH 值<7.35，碱剩余>14；凝血功能障碍。⑥估计手术时间>90min。

二、严重创伤致命性三联征

创伤尤其是严重多发伤并发休克后，存在严重生理功能紊乱和机体代谢功能失调，伤员出现低体温、凝血功能障碍和酸中毒代谢性三联征，机体处于生理极限状态，伤员面临着出现严重并发症和死亡的危险。

(一)低体温

低体温(hypothermia)指机体中心温度低于 35 ℃。大多数创伤伤员离开手术室都会出现低体温，严重创伤伤员发生低体温者占 66%。温度依赖于产热，散热过程包括传导、对流、蒸发和辐射四种方式。体温中枢调节人体产生的热量与散发的热量保持平衡。热量丢失在创伤现场就已开始。

1. 低体温的分类

低体温包括原发性低体温和继发性低体温。

(1)原发性低体温：指由环境导致的体热丧失超过体热产生所致的低体温。创伤后脱去衣物、打开体腔、输入大量液体，以及应用肌松剂、镇静剂、麻醉剂和止痛剂等都可加重原发性低体温。其相关影响因素包括脱险时间、损伤严重度、出血量、年龄和是否饮酒等。

(2)继发性低体温：指体热产生减少所致的低体温。正常体热是氧耗的结果，当严重创伤休克时，氧耗下降，机体产热明显减少。

2. 低体温的危害

低体温提示预后差，如体温低于 32 ℃，死亡率接近 100%。低体温的危害包括以下几方面。

(1)导致心律失常，心搏出量减少，外周血管阻力增加。

(2)加重酸中毒，氧离曲线左移，氧释放减少，加重组织缺氧。

(3)导致凝血机制障碍：低体温与凝血紊乱之间存在恶性联系，体温在 35 ℃以下凝血时间显著延长，出现内源性和外源性凝血因子功能障碍，出血时间反映的血小板功能障碍也与低体温有关。在低体温情况下，由温度依赖的酶反应构成的凝血连锁是无效的。

(4)提高死亡率：低体温与死亡率之间呈近乎直线关系，当中心温度从 34 ℃降至 32 ℃时，伤员死亡率从 40% 升至 100%。低体温时间越长，全身多器官功能障碍综合征发生率越高，病死率也越高。

(二)凝血功能障碍

约 90% 的创伤伤员处于高凝状态，仅 10% 的创伤伤员(主要是严重创伤伤员)发生凝血病。创伤后早期凝血病是死亡的独立预测因子。凝血病发生的机制包括以下几方面。

(1)消耗性凝血病：由大量失血导致持续的血小板和凝血因子丢失所致。

(2)稀释性凝血病：由于复苏需输入大量晶体、胶体，包括不含血小板和凝血因子的浓缩红细胞，导致凝血因子和血小板稀释。

(3)血小板功能障碍：已经接受大量输血的伤员的血小板数量和功能间常缺乏联系，即使血小板计数正常也仍需输入血小板。

(4)低体温：低体温引起温度依赖性血栓素 B 产生障碍，延迟血小板聚集的启动和加速，导致尽管有足够数量的血小板但存在功能障碍。

(5)酸中毒：许多凝血因子和酶反应是 pH 依赖性的，出现严重的代谢性酸中毒可直接导致凝血功能衰竭。

(6)低钙血症：输血中的枸橼酸盐可降低钙浓度，加重凝血障碍，快速给予血浆蛋白导致游离钙被结合也可降低血钙。

(7)凝血因子合成减少：由低氧、缺血等使肝功能障碍所致。

(8)纤维蛋白溶解过度：也见于广泛软组织损伤和低血压，尤其常见于头伤和肺损伤时，导致凝血时间延长、低纤维蛋白原和 D-二聚体增加等。

(9)药物使用：在创伤发生之前使用的非甾体抗炎药(如阿司匹林)，也可损害血小板功能。

腹部战创伤后凝血病的诊断标准包括：凝血酶原时间(PT)＞正常值的 1.5 倍，活化部分凝血活酶时间(APTT)＞正常值的 1.5 倍，纤维蛋白原＜0.8 g/L，凝血因子水平＜正常值的 30%，血小板计数＜$50×10^9$/L。

(三)代谢性酸中毒

代谢性酸中毒(metabolic acidosis)指原发性细胞外液 HCO_3^- 减少导致动脉血 pH 值＜7.35，多由低血容量性休克引起的氧输送减少，细胞无氧酵解取代了有氧代谢，乳酸产生过多所致。出现代谢性酸中毒和碱缺乏是创伤伤员结局不良的预测指标。酸中毒可导致室性心律失常、心肌收缩抑制和对儿茶酚胺无反应等。酸中毒与弥散性血管内凝血(disseminated intravascular coagulation，DIC)、活化部分凝血活酶时间延长和Ⅴ因子活性降低相关。乳酸清除率可预测严重创伤伤员存活情况，24 h 内乳酸清除者存活率为 100%，而 24～48 h 清除者存活率仅为 14%。

三、腹部战创伤 DC 技术

(一)初次手术——控制活动性出血、控制污染和暂时性腹腔关闭

根据具体情况采取结扎、缝合、切除、固定、栓塞和填塞等方法控制出血，如骨盆外支架固定和栓塞治疗，可有效控制不稳定性骨盆骨折导致的出血；用大块无菌敷料或干净的织物填塞至创腔或创口内，可有效控制严重肝损伤，尤其是

伴肝后腔静脉损伤等导致的严重出血。

控制污染的目的是控制消化道、泌尿道导致的污染，通常采用夹闭、结扎、缝合、引流、修补或外置等方法。胃及小肠损伤时，为防止内容物溢出到腹腔，可缝合、结扎或钳夹破裂处，放置于腹腔外或腹腔内；结直肠损伤时，为减少腹腔污染可行结肠外置或造口；十二指肠、胆管、胰腺损伤后可行外引流，或加填塞；对胰管损伤可放置负压封闭引流；胆管损伤可行造瘘引流；对输尿管损伤不宜直接缝合，应插管引流；对膀胱损伤一般可经尿道或耻骨上造瘘，而膀胱广泛损伤时可行双侧输尿管插管。

因为严重损伤的伤员很难耐受腹腔间隙综合征、ARDS、MOF 的继发损害，这些都与腹筋膜关闭有关，常常需要早期再次手术，故常规关腹既无必要又浪费时间，通常采用暂时性关腹。简易关腹的目的是限制和保护腹部内脏器官，控制腹部分泌，保持填塞区域的压力，防止体液和体热丢失，为最终最佳化关闭腹部奠定基础。根据情况简易关腹可以采用单纯皮肤缝合法、单纯筋膜缝合法、修复材料缝合法或负压封闭辅助法。

(二)复苏和重症监护

随着 DC 概念的推广，ICU 中进行复苏的严重创伤伤员和生理指标不稳定伤员增加。从本质而言，DC 的重症监护与其他高质量的重症监护完全一致，强调多学科优化创伤伤员处理，同时处理多种生理紊乱，争取在数十小时内达到最好的恢复，将可能的并发症控制到最少。ICU 复苏的根本原则是提供最佳恢复的生理支持，中心是逆转低血容量，确保足够的心排血量和氧输送以纠正代谢性酸中毒、凝血功能障碍和低体温，积极防治腹腔间隙综合征、应激性溃疡、静脉血栓、ARDS、医院内感染等常见并发症。

(三)再次手术

如果伤员的代谢性酸中毒、低体温和凝血功能障碍得到纠正，生命体征平稳，治疗进入第三阶段，即对伤员行确定性手术。手术在 24～48 h 内进行，在72 h 后再回手术室的伤员则会有更高并发症(如脓肿)发生率和死亡率。再次手术包括给予损伤的内脏器官确定性处理、移去填塞物、再次探查首次手术时漏诊的损伤、各内脏器官损伤的确定性处理、关闭腹部切口。

第六节　十二指肠战创伤

十二指肠战创伤发生率较低，占腹部战创伤的 2.5%～5%。其中腹膜后十二指肠由于位置隐蔽，创伤早期无明显症状，外科医生普遍对其认识不足，甚至在手术中亦常被遗漏，因而误诊、漏诊率极高。在腹部创伤的临床工作中，应提高对十二指肠损伤的认识，减少误诊、漏诊，降低其并发症的发生率。

腹部钝性创伤导致十二指肠损伤的发生率较低，其损伤机制可能有：①十二指肠活动度小，当暴力突然从前腹壁向后挤压时，可直接造成其损伤；②暴力将腹壁挤向脊柱时，十二指肠第二、三段和胰头被推向脊柱右侧，第一、四段和胰体尾被推向脊柱左侧，形成一种剪应力，由于此时幽门和十二指肠曲突然收缩、关闭，使十二指肠呈闭祥型，腔内压力急剧升高，导致其破裂和(或)胰腺损伤；③撞击时十二指肠游离和固定交界处可发生撕裂，并形成剪应力，导致十二指肠横断伤；④第 2 腰椎骨折时，也可自后方损伤十二指肠。

一、临床表现

十二指肠损伤最常见的部位是第二、三段，位于腹膜外，在损伤早期多无明显症状，待十二指肠内容物流至腹膜后间隙疏松结缔组织，并扩散而引起严重的腹膜后感染，扩散到肾周围、右下腹及盆腔，此时可逐渐出现右上腹和腰背部疼痛，向右肩和右侧睾丸放射，但无明显腹膜刺激征，常伴有恶心、呕吐、腹痛、腹胀，呕吐血性液体。

由于十二指肠的解剖生理特点，胃液、胆汁、胰液和它本身分泌的消化液都会进入肠腔内，每日通过的消化液达 8000 mL 以上，因此，一旦发生十二指肠损伤，伤情多严重、复杂，损伤不易愈合。

十二指肠损伤具有以下特点。

(1)多合并其他器官损伤：十二指肠周围解剖关系复杂，邻近胰腺、胆管、肝、右肾、门静脉、下腔静脉等重要器官、血管，因此十二指肠损伤时，多合并其他器官损伤。

(2)引起严重弥漫性腹膜炎：十二指肠内容物量非常大，且含有大量消化酶，具有强烈的刺激作用。当十二指肠损伤时，其内容物进入腹腔和腹膜后间隙，会引起急性弥漫性腹膜炎，导致腹腔内和腹膜后组织广泛炎症、渗出，从而引起严重后果。

(3)诊断困难，误诊、漏诊率高：十二指肠位置深而隐蔽，同时多合并其他器官损伤，常为其他器官损伤所掩盖；医生受经验限制，常满足于其他器官损伤的诊断而未进一步仔细探查，从而遗漏。即使是手术中，十二指肠损伤漏诊率亦高达 25%。随着受伤时间的延长，十二指肠损伤一旦漏诊、误诊，处理延迟，外科手术修复将会变得更加困难，病死率和术后并发症发生率也会明显上升。

(4)并发症多，死亡率高：早年文献报道死亡率为 14%～80%，近年国内文献报道死亡率降至 5%～10%。

二、分级

对器官损伤分级的目的主要是便于判断预后和选择治疗方式。目前普遍接受的是 Moore 分级法，其将十二指肠损伤分为 4 级。

（1）Ⅰ级：十二指肠挫伤，十二指肠壁血肿或浆膜撕裂，无穿孔及胰腺损伤。

（2）Ⅱ级：十二指肠破裂或穿孔，无胰腺损伤。

（3）Ⅲ级：任何类型的十二指肠损伤，同时伴有范围较小的胰腺损伤，如胰腺挫伤、血肿或边缘裂伤，但未损伤胰腺导管。

（4）Ⅳ级：十二指肠损伤合并严重胰腺损伤，如胰腺横断伤、广泛挫伤或胰头部多发性裂伤及出血。

三、诊断与鉴别诊断

开放性十二指肠损伤，伤口内多有胆汁样内容物流出，剖腹探查时沿伤道方向对十二指肠进行检查，诊断多不困难。

闭合性十二指肠损伤，若为腹膜内型，临床症状较为典型，有弥漫性腹膜炎表现，有剧烈腹痛，呈持续性进行性加重，并呕吐血性内容物。体格检查可见板状腹，全腹部压痛、反跳痛、肌紧张，以上腹部最为明显；腹腔穿刺常为阳性；X 射线检查可见膈下游离气体。

闭合性腹膜后十二指肠损伤，其早期症状和体征多不明显，诊断较为困难，甚至手术中亦难以做出正确诊断。原因为：①十二指肠损伤发生率相对较低，因此外科医生常由于经验不足或警惕不够而忽视。②十二指肠解剖位置较为特殊，临床表现无特异性。尤其是腹膜后部分损伤时，即使是在手术中也容易遗漏。③十二指肠损伤多合并邻近器官损伤，容易被邻近器官损伤或合并的其他部位损伤的临床表现所掩盖，而致漏诊或延迟诊断。

闭合性腹膜后十二指肠损伤的主要临床表现为右上腹或右腰部疼痛和压痛。部分伤员伤后早期无明显症状，数日后由于十二指肠液向腹膜后间隙扩散，引起弥漫性腹膜后炎症，从而引起腹痛加重，并可出现右侧腰大肌内缘明显压痛。部分伤员因脊神经根受十二指肠液化学性刺激，可出现肩部、会阴部、大腿内侧或右侧睾丸疼痛。腹膜后间隙的积液渗透到腹膜腔时，则出现典型的腹膜炎表现。辅助检查方法有腹腔穿刺或灌洗、血清淀粉酶测定、X 射线检查、B 超和腹部CT 检查。其中腹腔穿刺或灌洗对腹部内脏器官损伤具有较高的诊断意义，但在腹膜后器官损伤多为阴性，对于腹膜后十二指肠损伤的诊断意义不大。对血清淀粉酶测定的诊断价值看法不一。腹部平片中十二指肠损伤的特征影像为在右肾上方或腰大肌周围有气体影，腰大肌阴影模糊或右肾及右侧腰大肌阴影消失。B 超和 CT 检查有助于发现腹腔和腹膜后间隙积液、血肿。

总而言之，以上辅助检查对闭合性十二指肠损伤的诊断价值有限。十二指肠损伤的诊断主要依赖术前详细了解受伤史和致伤机制，仔细检查腹部体征，术中仔细探查，提高对十二指肠损伤的认识和警惕性，发现可疑指征时应及时切开后腹膜探查十二指肠。

　　术中对有以下情况者应切开后腹膜探查十二指肠：①腹腔内有黄绿色胆汁；②十二指肠表面、后腹膜及横结肠系膜根部肿胀、淤斑、脂肪坏死、腹膜后蜂窝织炎；③十二指肠侧方有胆汁染色，局部有积气或捻发感；④腹膜后有肠内容物、胆汁等；⑤肝下、横结肠系膜根部以上的后腹膜巨大血肿；⑥从胃管注入亚甲蓝稀释液后，十二指肠周围出现蓝色者。

三、治疗

(一)一般治疗

　　早期应迅速建立静脉输液通道，及时输血、输液，积极抗休克治疗，保持血流动力学稳定。维护生命体征，注意处理合并存在的其他重要器官损伤。

　　存在十二指肠损伤员，其体液丢失量大，休克往往较为严重。因此，应注意监测中心静脉压、每小时尿量，输液时应注意补充充足的胶体，以利于纠正休克。

(二)手术治疗

　　诊断或怀疑十二指肠损伤员，或已明确存在腹腔内其他器官损伤需手术者，均应尽早行剖腹探查。其术前准备及术中探查顺序与胃损伤中所述基本相同。

　　十二指肠损伤的手术方式，应根据其损伤部位、范围、程度、类型，是否合并胰腺损伤，以及伤员的全身情况等综合考虑。应以简单、有效、尽量少干扰十二指肠正常生理为原则。手术方式一般有以下几种。

1. 单纯缝合术

　　单纯缝合术适用于伤后时间短、破口不大、创缘整齐、血运良好、缝合无张力、估计缝合后不会发生十二指肠瘘或狭窄者。第一层用 1 号丝线做全层间断缝合，第二层做伦勃特缝合。缝合口方向应与十二指肠纵轴方向垂直，以防止术后发生肠腔狭窄。缝合后再分离一条带蒂的大网膜覆盖固定。为保证十二指肠破裂口顺利愈合，同时应行胃造瘘术，并行空肠造瘘，备作术后肠道营养之用。

2. 十二指肠破裂置管造瘘术

　　十二指肠破裂置管造瘘术适用于十二指肠前壁小裂口，可用 14～16 号导尿管经裂口插入达裂口远侧的十二指肠腔内，破口处肠壁做荷包缝合固定导管，缝合处以大网膜覆盖，再将导管自腹壁戳口引出。其他处理与单纯缝合术相同。

3. 十二指肠壁缺损修补术

　　外伤引起十二指肠壁缺损时，因十二指肠内侧与胰腺紧密相连、固定，难以拉拢对合；十二指肠腔内含有大量的胆汁和胰液，腐蚀性强，而且十二指肠蠕动强，腔内压力高；十二指肠壁的血液供应为末梢动脉，损伤后易发生血供障碍。由于以上原因，十二指肠壁缺损行缝合修补术后易发生瘘而导致严重后果。修补十二指肠壁缺损主要有以下几种方法。

（1）空肠袢或浆膜覆盖术：将十二指肠破口做初步修整，取一段近端空肠袢通过横结肠系膜切口拖至结肠上方，以空肠袢的一侧覆盖于十二指肠破口处的表面，将空肠袢与十二指肠壁缝合、固定。空肠袢的近远端之间做侧侧吻合。

（2）空肠 Y 形吻合覆盖术：于屈氏韧带以下 15～20 cm 处横断空肠。在横结肠系膜上做切口，远端肠袢经此切口拖至横结肠上方，将其侧面覆盖于十二指肠缺损部缝合固定，再将空肠近端与远端做端侧吻合。Y 形空肠袢活动度大，可修补十二指肠各个部位的缺损。

（3）十二指肠缺损处与空肠吻合术：此术式可用于十二指肠第二、三段巨大缺损的处理。将损伤肠段修整并适当游离，于横结肠系膜做切口。选择一段空肠上段的肠袢，经横结肠系膜切口提至横结肠上方，与十二指肠缺损处做侧侧吻合；也可采用 Roux-en-Y 法行空肠与十二指肠缺损吻合。

（4）小肠带蒂浆肌层片移植修补术：根据十二指肠壁缺损处的大小，选取一段相应的末段回肠，保留系膜血管，游离血管蒂，在其系膜对侧剖开，剥除黏膜层，修剪成比十二指肠缺损稍大的带血管蒂的浆肌层片。于横结肠系膜做切口，将带蒂浆肌层片经此切口提至横结肠上方。将浆肌层片置于十二指肠缺损处缝合修补。以带血管蒂的浆肌层片移植修补十二指肠损伤时，应注意其面积应大于十二指肠壁的缺损面积，以防止愈合后浆肌层片收缩引起十二指肠狭窄。

4. 十二指肠憩室化手术

十二指肠憩室化手术适用于十二指肠严重损伤或合并胰头严重损伤而无胰管损伤员，或胰腺损伤轻但手术时间超过伤后 24h 者。手术方法为修补十二指肠损伤，切除胃窦，行胃空肠吻合，切断迷走神经干，行十二指肠残端造瘘、胆总管造瘘，并充分引流腹腔。此手术的目的是将消化液自损伤区转流，以利于损伤愈合。

5. 胰十二指肠切除术

此手术为切除胰头和十二指肠，重建胃肠、胆肠和胰肠通道。手术指征为：①十二指肠广泛撕裂，无法修复；②胰头碎裂，主胰管损伤，难以控制的大出血；③胆总管和主胰管撕脱；④胰头和十二指肠严重损伤、影响血供，组织失去活力。此手术创伤大，危险性大，死亡率高，应慎重应用。

6. 附加的十二指肠腔内减压术

十二指肠损伤缝合、吻合、修补后，一般需行附加的十二指肠腔内减压术，以降低十二指肠腔内压力，减少胆汁、胰液和胃液对损伤处的腐蚀作用，有利于损伤愈合。主要方法如下。

（1）胃造瘘术：一般于胃体部前壁胃大、小弯中点处造瘘。先于预定造瘘处做一个荷包缝合，于荷包缝合的中央做切口放入导管，收紧荷包缝合线使浆膜内翻紧贴导管。于第一个荷包缝合外 1～1.5 cm 处再做一荷包缝合并收紧缝合线结扎。于切口左侧腹壁戳口引出造瘘管，造瘘周围的胃壁与腹壁戳口周围的腹膜固定缝合 3～4 针，注意缝合应无张力。

（2）空肠造瘘术：可做一个空肠造瘘，向远端顺置导管用于肠道营养。也可做两个空肠造瘘，一个逆行将导管放到十二指肠损伤附近用于减压，另一个用于肠道营养。造瘘部位位于空肠对系膜缘，操作方法与胃造瘘相似。

有学者将负压封闭引流（vacum sealing drainage，VSD）技术应用于十二指肠损伤和十二指肠瘘的手术治疗，取得良好的效果，其优点为：①持续负压引流可加速组织水肿消退，避免了消化液对局部组织器官的侵蚀，减少了继发腹腔或腹膜后感染发生；②减少十二指肠瘘时消化液对组织的侵蚀，促进肉芽组织生长，利于瘘管闭合，缩短病程；③VSD 可保持 5～10 天，其间不需要更换敷料，减轻了频繁换药给伤员带来的痛苦及医护人员的工作量。

十二指肠损伤使用 VSD 时应注意：①调整负压为 13.33～26.67 kPa（100～200 mmHg）进行低负压引流，若负压＞26.67 kPa（200 mmHg），可能引起出血，或吸破缝合或吻合口；②引流物黏稠、坏死组织多时，应及时更换引流管，防止引流管堵塞，以保证引流效果。

五、并发症及术后处理

由于其解剖生理特点，十二指肠损伤后的并发症发生率较高。常见的并发症有再出血、十二指肠瘘、腹膜后间隙感染、急性胰腺炎、腹腔及膈下感染等。这些并发症一旦出现，治疗困难，死亡率很高，因而术中、术后应尽可能预防其发生，并尽量早期发现、及时处理。

1. 一般处理

十二指肠损伤多合并其他器官损伤，休克和低氧血症发生率很高。术后应及时有效地进行休克复苏，充分供氧，维持生命体征稳定和水、电解质平衡，加强抗感染治疗。

2. 营养支持治疗

十二指肠损伤手术后恢复及禁食时间较长，维持足够的营养非常重要。行空肠造瘘的伤员，术后早期可经造瘘做肠减压，肠功能恢复后开始行肠内营养，效果优于全胃肠外营养。未行空肠造瘘的伤员，可采用全胃肠外营养，应注意提供足够的热量、蛋白质、电解质、维生素和微量元素，以补充机体需要，促进损伤愈合。

3. 抑制胃肠道分泌

十二指肠损伤后应常规应用抑制胃酸分泌药物，以促进损伤愈合。若出现十二指肠瘘，尚需应用生长抑素，减少消化液分泌。

4. 充分的十二指肠减压

无论应用何种术式治疗十二指肠损伤，手术中必须放置十二指肠内减压管，术后应注意保持减压管通畅有效。

5. 通畅腹腔引流

术后应注意保持腹腔引流管通畅，引流管留置 3～7 天，当每天引流量少于50 mL 且未发现胆汁样成分、新鲜血性成分时，可考虑拔除。一旦发生十二指肠瘘，可及早发现并经引流管进行冲洗、引流。

第七节　小肠及其系膜战创伤

小肠及其系膜在腹腔中分布广、容积大、相对表浅，又无骨骼保护，因此腹部穿透伤或钝性伤时都容易累及。小肠及其系膜战创伤占腹部战创伤的 20％～30％。和平时期，腹部钝性伤中 5％～15％为小肠损伤；战争时期小肠损伤的发生率，腹部枪伤中超过 80％，刀伤中占 30％。

小肠穿透性损伤大部分由各种投射物及刀刃等锐器所致。撞击、碾压等钝性伤，当暴力直接撞击腹部中央时，小肠中段易被挤压于脊柱上而破裂。坠落和摔跌等钝性伤，以剪切和撕扯形式的强大间接暴力，常引起相对固定的肠段（如空肠起始段和回肠末段）损伤。腹腔手术、腹腔镜手术或腹壁窦道扩创等手术操作也可能伤及小肠。

一、临床表现

小肠损伤的临床表现取决于损伤的程度、合并器官损伤的情况以及伤后就诊时间等因素。腹痛是最早出现的症状，早期局限于受伤部位或受伤小肠所在的部位，如果肠内容物外溢可出现全腹疼痛，常伴恶心、呕吐和腹胀。一部分伤员腹痛可有数分钟到数小时的暂时缓解或消失，即所谓"间歇期"。穿透性损伤伤道可见肠内容物漏出。

查体有腹部压痛、反跳痛及腹肌紧张，程度则取决于小肠损伤、内容物外溢多少以及腹内其他器官损伤的程度。伤后早期肠鸣音消失或减弱，不久即可恢复，若不恢复说明腹腔损伤严重，或存在腹膜炎；肝浊音界消失或缩小。

单纯性小肠及其系膜损伤，如能及时诊断、早期手术，大多预后良好，少数可出现腹腔内感染、肠瘘、肠梗阻和短肠综合征等并发症。

二、分类和分级

(一)分类

小肠损伤中以回肠损伤占大多数，与回肠较长及在腹腔内占体积较大有关。小肠损伤主要包括 5 种类型。

1. 挫伤

挫伤包括浆膜挫伤、浆肌层挫伤、肠壁全层挫伤和系膜挫伤。

2. 血肿

血肿可发生在浆膜下、肌层内、黏膜下及系膜中。小血肿可不引起临床表现，大的血肿可导致肠梗阻、破裂出血或继发穿孔。

3. 小肠不完全性撕裂

浆膜肌层撕裂，但黏膜完整，可由裂口疝出，常出现延迟性肠穿孔。

4. 小肠破裂

小肠破裂即小肠全层撕裂，肠内容物外溢至腹腔。破裂口可从 0.5 cm 到小肠完全横断。

5. 小肠系膜撕裂

单纯系膜撕裂较少见，常合并小肠及其他腹部内脏器官损伤。系膜撕裂多伴系膜血管损伤，可引起肠管血运障碍、腹腔内出血等。

(二)分级

小肠损伤分级见表 4-1。

表 4-1　小肠损伤分级

级别	损伤
Ⅰ	轻挫伤或血肿，无肠壁坏死；肠壁不完全性撕裂
Ⅱ	破裂口小于肠周径的 50%
Ⅲ	破裂口大于肠周径的 50%，但肠管没有横断
Ⅳ	小肠横断
Ⅵ	小肠横断伴有肠段缺损或肠段坏死

三、诊断与鉴别诊断

根据腹部损伤史，结合伤后临床表现，诊断多无困难。如果合并伤的伤情严重，如合并颅脑损伤、四肢大血管损伤、严重的多发性骨折等，小肠伤常易被忽略，尤其是意识丧失的颅脑损伤及休克伤员，腹部体征较少，又无法询问病史，常易漏诊。腹腔诊断性穿刺或腹腔灌洗有助于诊断。腹部立位或侧卧位 X 射线片可出现气腹征象。

四、治疗

小肠及其系膜损伤，一经确诊即应采取手术治疗。应行持续胃肠减压，输液纠正水、电解质失衡，补充血容量。及时交叉配血，应用广谱抗生素，做好术前准备。

(一)探查

探查要求系统有序、全面仔细，小肠的探查应自上而下或自下而上，逐段检查。切开腹膜时若有气体逸出，提示有空腔器官破裂；若有绿色清淡的溢液，可能为上段空肠破裂；而有粪臭的黄色混浊溢液，则可能是下段回肠破裂。如肠内容物从肠裂口不断外溢，可先用组织钳夹闭，对大的裂口可先用肠钳阻断。每段小肠及系膜由术者与助手分别两面查看，对可疑之处可使肠段充盈，并适当挤压，以免遗漏。对小肠的起始与终末端、有粘连的肠段、系膜缘有血肿处要特别注意。在对腹部枪伤伤员探查时，发现奇数肠穿孔，提示可能有遗漏肠损伤，或者弹丸在肠腔内。凡探查发现邻近肠壁的血肿，必须打开血肿探查肠壁的完整性，预防遗漏浆膜下肠穿孔。有系膜损伤时，应判断相应肠袢的血运。

(二)小肠损伤处理

小肠的血运良好，愈合能力强，允许做相当部分的切除，预后常较好。处理方式根据其损伤程度、数目、相隔距离及部位而定。小肠破裂后常有较严重的腹腔污染，处理肠道损伤后宜冲洗腹腔，必要时留置腹腔引流。

1. 肠壁挫伤

肠壁挫伤是肌层及小肠全层的挫伤，虽无穿破但必须处理。小的挫伤或肠管横向挫伤，可做浆肌层缝合包埋挫伤处。对大片状挫伤，包埋缝合可致肠管狭窄或梗阻时，需行肠切除术。

2. 小肠不完全性撕裂

对小肠不完全性撕裂可直接缝合撕裂处。对大的撕裂或纵向撕裂修补后易致肠管狭窄时，应行切除吻合。

3. 肠壁血肿

对肠壁血肿应切开探查，清除血肿、止血后缝合浆肌层。

4. 小肠破裂

对多数小肠破裂可做双层修补。下列情况下应考虑行小肠切除吻合术：①无法修补的小肠撕裂或断裂伤；②邻近的多发性小肠多处撕裂伤，或修补缝合后易致狭窄梗阻者；③多个破裂虽不太集中，但分别修补费时较久，且切除肠段不长，术后不致发生营养障碍者。拟切除大段小肠时，应注意避免短肠综合征的发生。

小肠损伤若及时行确定性处理，则一般预后较好。如果延误诊断，则可能发生腹腔内脓肿、肠瘘、伤口感染等严重并发症。

(三)小肠系膜损伤处理

对小肠系膜损伤应根据具体情况决定处理方式，处理时既要妥善止血，又要避免缝扎尚未受累的血管。系膜挫伤及系膜撕裂伤无系膜血管出血者，可不必处理；肠系膜小血肿，无增大趋势，对应肠管无梗死征象的可不做处理；若血肿位于肠管边，应切开血肿探查有无肠壁损伤；大的血肿，应切开清除积血并彻底止血；肠系膜撕裂、出血，应及时止血。

下列情况应行肠切除：①系膜损伤，小肠血供障碍者；②小肠系膜缘破裂，修补缝合困难者；③肠系膜与肠管剥脱超过 3 cm 者；④严重挫伤合并系膜血管损伤员。

手术后保持胃肠减压通畅、持续，无休克者取半卧位，给予足量和有针对性的抗生素，维持水、电解质平衡，并给予营养支持治疗。

第八节　结肠战创伤

结肠战创伤主要包括穿透伤和钝性伤，穿透伤居多，占腹部战创伤的 10%～22%。

一、临床表现

结肠战创伤临床表现取决于结肠损伤部位是在腹腔内或腹膜外，粪便漏出量、积聚范围，以及合并伤情况等。

1. 腹腔内结肠破裂

腹腔内结肠破裂的主要临床表现有腹痛、腹胀、压痛、腹肌紧张、反跳痛、肠鸣音消失等腹膜炎症状和体征，远端结肠损伤伤员常有便血症状。直肠指检指套染血，粪便潜血阳性，诊断性腹腔灌洗液呈混浊粪样液体。

2. 腹膜外结肠破裂

腹膜外结肠破裂缺乏特异性临床表现，伤员可主诉后腰痛、腹胀，腹膜刺激征不明显，而腰部压痛明显。诊断性腹腔灌洗可呈阴性。

二、分级

根据《简明损伤定级标准》2005 版（AIS2005）及脏器损伤分级（OIS），结肠损伤严重程度分级见表 4-2。

表 4-2　结肠损伤严重程度分级

伤情	AIS2005	OIS
血肿：不影响血供的挫伤或血肿	2	Ⅰ
裂伤：肠壁部分裂伤，无穿孔	2	Ⅰ
裂伤：＜50％ 周径	2	Ⅱ
裂伤：≥50％ 周径，但未横断	3	Ⅲ
裂伤：结肠横断	4	Ⅳ
裂伤：结肠横断伴节段性组织丢失	4	Ⅴ
血管：节段失血供	4	Ⅴ

注：同一器官多处损伤增加一级。依据准确的尸检、手术或放射学检查来确定。

三、诊断及鉴别诊断

结肠损伤的确诊多在剖腹探查术中做出，穿透伤入院后大多立即行剖腹探查，故诊断不难，但一旦漏诊可导致严重后果。

钝性伤由于结肠内容物对腹膜无剧烈化学刺激，且流动性小，扩散慢，故早期症状局限而隐蔽，早期诊断困难，至腹腔或严重腹膜后感染出现时，诊断则较容易，但已丧失早期治疗的机会。应重视致伤机制，腹部交通伤多为高能量损伤所致，对于钝性伤应充分考虑伤情的复杂性，如碾压导致的骨盆前后环骨折者应高度怀疑肠道损伤。重视伤后临床表现，特别是持续高热、肠道梗阻等肠道损伤后的直接或间接症状，腹痛、发热等症状常常在肠道蠕动恢复后出现，但进食、排气、排便等均不能完全除外肠道损伤。体格检查应全面仔细，注意伤口位置、腹部膨隆、腹膜刺激征，注意肝浊音区、肝脾肾区叩击痛和肠鸣音情况。重视腹腔穿刺和诊断性腹腔灌洗。重视腹部 X 射线、B 超和 CT 等辅助检查的应用。胃肠道造影是有效方法，但对怀疑胃十二指肠或结肠损伤员，禁忌行钡餐或钡灌肠检查，以免钡剂漏至腹腔无法清除、吸收而增加感染的危险，应强调用可吸收的碘剂。对于伤后或手术后持续发热的严重脓毒血症伤员，在用肺部等其他部位感染无法解释时，即使诊断性腹腔灌洗和腹部 CT 扫描呈阴性，仍应动态评估仔细除外腹腔内感染可能。

1. 漏诊相关因素

结肠损伤的术前早期诊断仍然是临床面临的严峻挑战，与下列因素有关。

（1）结肠内容物对腹膜无剧烈化学刺激，且流动性小、扩散慢，故早期症状局限而隐蔽。

（2）损伤腹膜后部分的临床表现更为隐匿。

（3）腹部损伤，尤其是空腔器官损伤，迄今为止仍然缺乏敏感性和特异性均令人满意的影像学诊断手段。

（4）和平时期以钝性伤多见，临床表现不典型时是否剖腹探查常常困扰外科医生。

（5）缺乏整体观念，非创伤或普通外科医生对本科损伤不够重视和熟悉，常易忽视不明显的结肠损伤。

（6）伤情危重，血流动力学状态不稳定时，救治的重点是行确定性止血手术、复苏以挽救生命，导致在急诊科最初评估时间缩短，无时间或无机会行全面检查或影像学检查。

（7）意识障碍，包括颅脑损伤、醉酒、中毒或药物滥用等情况。有报道指出，创伤漏诊伤员中有 63.5% 存在意识障碍。

（8）致伤机制和病史不详，如被发现"躺在地上"而送至医院，或因颌面部损伤无法交流等。

2. 诊断依据

结肠损伤的确诊多在剖腹术中做出，穿透性结肠损伤入院后大多立即行剖腹探查，应充分考虑到伤道的各种可能，避免漏诊。钝性结肠损伤常至腹腔或严重腹膜后感染出现时才确诊，但已丧失早期治疗的机会。因此，应仔细询问病史，注意伤后腹痛、便血情况等。查体时注意有无腹膜刺激征、肝浊音界改变等，直肠指诊时指套有血迹提示结肠损伤。腹部平片部分可见膈下游离气体，但禁忌行钡灌肠检查。腹腔穿刺、DPL 和腹腔镜检查有助于诊断。腹膜后损伤伤员 B 超、CT 可显示腹膜后结肠外积液、积气，腰大肌阴影模糊。乙状结肠镜检查可据伤情决定在检查室或手术室进行，但由于常未行肠道准备、观察死角的存在等，乙状结肠镜仍可能遗漏隐匿性的损伤。结肠损伤常合并泌尿生殖系统损伤，应进行常规导尿、阴道指诊等，必要时应行尿道造影等明确诊断。

3. 剖腹探查

对疑有结肠损伤员，应及时剖腹探查，及早控制污染，在重度感染形成前处理，并避免漏诊。手术中，发现破裂结肠伤口时应首先夹闭、缝合或吻合器钉合等，避免进一步出血和污染。

四、治疗

伤员到达急诊室后应按高级创伤生命支持（advanced trauma life support，ATLS）评价，首先评估气道、呼吸和循环功能，在评估对生命威胁不大的结肠损伤前应开始液体复苏和处理所有威胁生命的损伤。

结肠损伤本身多不会致死，其主要死因是粪便污染所致的感染并发症，治疗的关键是早期确定性手术。术前应积极抗休克，应用广谱抗生素等；术中根据伤员全身情况、是否休克、损伤部位和时间、腹腔污染情况及治疗条件等综合决定手术方式；对于伴酸中毒、凝血功能障碍者，应遵循包括手术止血和暂时性钉合损伤肠道等损害控制外科策略，直到酸中毒和凝血功能障碍纠正，并用 6000～9000 mL 温盐水冲洗腹腔，留置引流；术后注意防治感染并发症等。

（一）探查

结肠位于腹腔的四周，探查要求照明良好、腹壁肌肉松弛。探查结肠时强调全面、有序，对任何小的肠壁血肿均应仔细探查；腹腔内污染物的多少不能反映有无结肠损伤，有时即使存在结肠破裂，若粪便干结，腹腔内污染也不严重；尤其要注意肝曲、脾曲和结肠的腹膜后部分，若这些部位有血肿，应切开后腹膜探查；如发现升结肠或降结肠前壁有伤口，应探查后壁。

（二）处理

结肠损伤的手术方式种类较多，结肠损伤范围是决定手术方式的最重要因素。和平时期的结肠损伤处理以一期修复为主，左右侧结肠损伤的处理也趋于一致。但切忌盲目追求一期手术，应综合考虑伤员的具体情况、治疗条件等。对结肠损伤污染的腹壁伤口，经清创后最好敞开，待 4 或 5 天后延期缝合。

1. 一期手术

所有结肠损伤均可行一期修补或切除吻合，不必考虑其他伴随危险因素，为多数临床研究结果支持。液体复苏和麻醉技术的进步、抗生素的应用和缩短受伤到确定性治疗的时间等都有助于一期手术的应用。一期手术的优点是不需再次手术，住院时间短，术后并发症少。

（1）一期修补术：一期修补手术已成为结肠非毁损伤、和平时期结肠损伤治疗的主要术式。手术方式包括局部有限清创后缝合关闭破裂处，也可采用带蒂肠浆肌片贴敷修补。适应证包括：①钝性外伤引起的单纯结肠损伤；②伤后 6～8 h 以内施行确定性手术；③术前无休克，腹内出血量少于 1000 mL；④轻度腹腔污染；⑤无其他器官损伤；⑥无广泛腹壁组织缺损；⑦年龄＜60 岁。但腹腔内及腹膜后间隙的严重粪便污染、合并严重伤、肠壁广泛撕裂和血管伤，以及全身情况差者，应避免一期手术。

(2)一期切除吻合术：适用于损伤结肠超过周径 25%、贯通伤、有肠壁缺损、邻近的多处损伤，以及火器伤等情况，但要求血流动力学稳定、没有严重的腹腔污染。切除毁损肠段，一期回肠与结肠吻合，或结肠与结肠吻合。

2. 分期手术

分期手术包括结肠造口术和损伤结肠外置术，是降低结肠损伤病死率的简单、可靠和安全的经典术式，但常规分期手术的原则已被摒弃。

(1)结肠造口术：虽然对结肠损伤应常规造口的原则已被摒弃，但其仍是结肠损伤常用的手术方法之一，主要适用于枪弹等高能量损伤、腹腔污染严重、局部损伤重、休克时间长及伤后确定性手术时间延迟者，或因严重失血性休克、多发伤等需采用损害控制外科策略者等。通过粪便转流保证损伤修复处愈合，减轻腹腔内感染，避免术后修补处或吻合口瘘等。

结肠造口有 4 种术式：单腔造口、标准式袢式造口、远端肠道关闭近端造口和双腔造口。应用方式包括损伤处修补或切除吻合后近端保护性造口、损伤肠管外置造口、切除损伤肠段后双腔造口、切除损伤肠段后近端造口远端关闭等。应根据损伤的部位、损伤严重程度、腹腔污染程度等选择，通常选用游离的右侧横结肠和乙状结肠做造口。近端保护性造口适用于结肠修补或切除吻合可能不可靠而又无法外置者，尤其是升结肠、降结肠等固定部位的肠袢。严重的右半结肠毁损伤有时可采用损伤结肠切除、远端回肠及结肠断端双腔造口。

标准式袢式造口操作及还纳均容易，但可能存在转流不全。在结肠近端和远端造口间，间隔一段皮肤以确保完全转流。有学者用一棒状物将袢式造口结肠抬高出皮面，经钡餐证实可完全转流，具有手术容易、回纳简单等优点。注意支撑棒应在 7~14 天后拔取，并避免造口肠段缩回腹腔发生粪便性腹膜炎。

(2)损伤结肠外置术：对修补和吻合存在疑虑时，可将损伤结肠袢外置 5~10 天，待愈合后再回纳腹腔。外置术操作简单，不必行广泛的解剖分离，特别对危重伤员争取抢救时间有益。缺点是住院时间长，并发症多，需再次手术，有些部位(如升结肠、肝曲)外置困难等。适应证包括：①有广泛的肠壁损伤时；②结肠袢活力存在疑问时；③修补困难或修补后可能发生瘘者；④伴有严重的多发伤。

手术方式有修补后外置术和损伤肠袢直接外置术两种。修补后外置术即使修补失败，也不会造成腹腔内感染，可使 60% 以上的伤员避免结肠造口，外置 7~14 天后若损伤处愈合则还纳入腹腔，若裂开则改为造口。外置并发症发生率达 36%~50%，其中肠梗阻占 21%。

由于结肠造口术、抗生素的应用、早期确定性手术等，近年来单纯结肠损伤病死率已降至 4%~10%。采用造口术的结肠损伤伤员并发症发生率远高于单纯修补，除两者均有的感染并发症外，还包括造口并发症、再次手术引起的肠粘连等并发症。所有结肠损伤术后应加强抗感染，做好结肠外置和造口的护理，积极防治各种感染、结肠外置和造口等并发症。

第九节 肛管直肠战创伤

肛管直肠战创伤包括腹膜内段直肠、腹膜外段直肠和肛管损伤。由于有骨盆保护，肛管直肠损伤较少见，一旦发生，常伴其他脏器损伤或骨折，可造成肛管和直肠狭窄或肛门失禁等并发症。

除与小肠、结肠相同的致伤机制外，肛管直肠战创伤还常见于由撞击或碾压导致骨盆骨折引起的继发性损伤。

一、临床表现

直肠腹膜内段破裂的临床表现同腹膜内结肠损伤。腹膜反折以下直肠损伤后腹痛不明显，可无腹膜炎表现。直肠损伤主要表现为肛门出血，会阴部、肛门或下腹部疼痛，或里急后重、肛门坠胀等，有时直肠出血或局部疼痛是唯一症状。若损伤同时累及膀胱、尿道，尿液和粪便即会互相沟通而排出。

二、分级

根据 AIS2005 及 OIS，直肠损伤严重程度分级见表4-3。

表4-3 直肠损伤严重程度分级

伤情	AIS2005	OIS
血肿：不影响血供的挫伤或血肿	2	I
裂伤：肠壁部分裂伤，无穿孔	2	I
裂伤：≤50％周径	2	II
裂伤：＞50％周径	3	III
裂伤：全层裂伤，扩展至会阴	4	IV
血管：节段失血供	5	V

注：同一器官多处损伤增加一级。依据准确的尸检、剖腹探查手术或放射学检查来确定。

三、诊断及鉴别诊断

腹膜内直肠损伤诊断不难。肛管损伤部位表浅，诊断容易，但应判断是仅为肛管撕裂伤，还是合并有括约肌损伤。腹膜外直肠损伤的诊断则不容易，凡下腹部、臀部、骶尾部、肛门周围及会阴部有外伤史，出现便血、腹痛、肛门坠胀、发热、血尿或尿液从肛门流出等表现，或剖腹术中直肠周围、腹膜外血肿形成等，均应考虑直肠损伤的可能。应常规进行肛管直肠指检，检查肛门括约肌的松紧度、有无破裂口及指套是否染血，男性伤员应检查前列腺，放置尿管；女性伤员应行阴道检查。

疑有直肠损伤员，即使指检为阴性，也应行直肠乙状结肠镜检查，可据伤情在检查室或手术室进行。X 射线骨盆摄片有助于了解有无骨盆骨折和异物存留。肛管直肠腔内超声对判断括约肌损伤有重要价值。

四、并发症

如果诊断和治疗不及时或不恰当，肛管直肠战创伤可能发生严重的感染并发症，并发症发生率为 28.6%～75%。早期并发症包括肛管直肠周围脓肿、出血、直肠瘘、直肠阴道瘘、直肠尿道瘘等，后期并发症包括肛管直肠狭窄、肛门失禁等。

1. 肛管直肠周围脓肿

肛管直肠周围脓肿占早期并发症的 46%，分为肛提肌上的骨盆直肠间隙脓肿、直肠后间隙脓肿、直肠壁内脓肿、肛提肌下的坐骨直肠窝脓肿、肛周脓肿等。脓肿的发生与受伤至确定性手术的时间、手术方式正确与否、引流是否充分等有关。肛管直肠周围脓肿一旦形成应及时引流；若形成直肠周围瘘，应治愈后再还纳造口。

2. 肛管直肠狭窄

肛管直肠狭窄在腹膜外直肠火器伤时发生率高达 32%，主要为直肠壁毁损伤、继发严重感染、纤维组织增生及去功能性造口后无粪便通过等所致。狭窄长度短于 2.5 cm 的为环形狭窄，超过 2.5 cm 的为管状狭窄。对可能发生的低位直肠及肛管狭窄，应在感染控制后定期扩张，持续半年。对严重狭窄者，应在创伤愈合后 3～6 个月行手术治疗。对肛管狭窄，可行放射切口瘢痕松解术、V－Y 皮瓣肛门成形术、纵切横缝术等；对直肠环形狭窄，可行经肛管瘢痕切开缝合术、经尾骨直肠后纵切横缝术；对直肠管径狭窄，必要时可行狭窄段切除，直肠端-端吻合术等；若肛管直肠狭窄形成完全梗阻，不能用以上方法治疗时，则结肠造口为永久性。

3. 创伤性肛门失禁

创伤性肛门失禁主要为括约肌断裂、毁损所致。对括约肌断裂者，可在感染控制 3～6 个月后行括约肌修补术、会阴修补术等；对括约肌毁损而无直肠缺损者，可行肛门括约肌重建术，包括股薄肌移植、臀大肌移植、掌长肌移植等。

五、治疗

除浅表的肛管皮肤撕裂伤、单纯直肠黏膜损伤可行非手术治疗外，其余肛管直肠损伤均应行手术治疗，避免或控制严重感染的发生。手术方式包括转流性结肠造口、直肠伤口修补、骶前引流、远侧直肠灌洗，可单用或合用上述几种方法。应根据损伤原因、部位、伤情、就诊时间等综合选择手术方式。

术前疑有直肠损伤员，手术应取截石位，便于术中行直肠乙状结肠镜检查，以及远侧直肠灌洗、骶前引流等。

(一)腹膜内直肠损伤

伤口较小时可行双层修补，然后在近侧结肠去功能性造口；如肠段损伤重（如毁损伤等）应切除损伤段，远端封闭，在近端提出腹壁造口，即 Hartmann 手术；若损伤时间短，直肠空虚，损伤肠壁无明显炎症改变，可行一期修补。

(二)腹膜外直肠损伤

1. 去功能性乙状结肠造口术

去功能性乙状结肠造口是直肠损伤治疗的基本原则，可根据具体情况选择应用以下 5 种方式。

(1)标准式袢式造口：与端式造口相比，具有操作容易、还纳简单的优点，但若提出的结肠系膜缘未高出皮肤，可能出现转流不彻底的情况。

(2)远端肠道关闭法袢式造口：通过关闭袢式结肠造口的远侧端，达到完全转流，具备标准式袢式造口操作简单、快速、还纳容易等优点。

(3)双腔造口：即近端端式造口、远端黏膜瘘法，用于需切除一段乙状结肠者。

(4)Hartmann 手术：即近端端式造口、远端关闭于腹腔内，用于乙状结肠和(或)直肠有严重、广泛的损伤，修补有危险，可能发生盆腔并发症者。切除过多则二期还纳时较困难。

(5)经腹会阴直肠肛管切除、乙状结肠造口：用于腹膜外直肠肛管严重毁损伤时。

结肠造口常在术后 3～6 个月还纳。由于损伤伤员多较年轻，身体条件较炎症性或癌性结肠疾病患者为好，有学者提出可早期(伤后 15 天内)还纳结肠造口，以缩短住院时间、减少费用、减少造口护理的需要，消除造口带来的心理、社会及经济上的问题。其适应证包括：①初次手术无严重并发症，术后恢复好，全身情况较好者；②无腹壁切口感染，无开放的会阴部伤口存在；③钡灌肠等证实直肠远侧伤口已愈合。

2. 直肠伤口修补

腹膜内段直肠损伤应修补或切除，但腹膜外段损伤由于显露损伤困难，需游离大部分直肠，技术上有时难以达到，并可能增加感染并发症。伤口修补的适应证包括：①容易显露的损伤处；②在暴露探查周围器官如膀胱、髂内血管、阴道时，同时发现的损伤；③伴泌尿生殖系统损伤时，应修补以避免直肠尿道瘘、直肠阴道瘘发生。

对于经腹途径难以显露的伤口，则不强求直接修补。只要转流彻底、感染得到控制，未经修补的直肠损伤，除毁损伤外，一般都能自行愈合。

对腹膜外直肠损伤应慎重选用一期修补，适应证仅为术前已行肠道准备的盆腔、会阴盆底手术中意外损伤员，并且术后应严格控制饮食。

3. 骶前引流

骶前引流用于直肠腹膜外伤口已经腹修补者、形成肛提肌上方的直肠周围感染或脓肿时。常不需切除尾骨，一般不做预防性引流。

4. 远侧直肠灌洗

理论上远侧直肠灌洗可减少直肠内细菌的数量，但可能因灌洗液沿伤道流入直肠周围间隙，造成直肠周围甚至骨盆骨折部位的感染，故应慎用。事实上多数直肠损伤员直肠相对空虚，取截石位时大多数粪便可手法掏出，常不需直肠灌洗。如果发现直肠旁间隙有粪便，应设法清除。

(三)肛管损伤

对浅小的外伤只需单纯行清创缝合。损伤大而深、累及括约肌和直肠者，应行乙状结肠造口。应仔细清创，注意保留尚未累及的括约肌，并修复损伤的直肠和括约肌，以期尽量保留肛管直肠的功能。对括约肌损伤应分期手术，即先去功能性乙状结肠造口；肛管及括约肌损伤处清创后修补，或在感染控制后(1～2个月后)修补，同时肛管成形；之后2～3个月还纳造口。伤口愈合后应定期扩张肛管和直肠，防止狭窄。肛管、肛门括约肌、腹膜外直肠严重毁损伤时行经腹会阴直肠切除、乙状结肠造口术。

肛管直肠战创伤术后应加强抗感染，保持引流管通畅，加强局部伤口处理等。若发生肛管直肠狭窄，可给予扩张、狭窄成形、狭窄切除等处理；出现肛门失禁，应行括约肌修复、生物反馈及括约肌移植等治疗。

第五章

肠衰竭

第一节 概 述

肠衰竭（intestinal failure，IF）一词被认为早在 20 世纪 50 年代便出现在科学文献当中，却一直没有明确的定义。此外，慢性肠衰竭（chronic intestinal failure，CIF）尚未在国际疾病分类（ICD）中得到承认。直到 1981 年，Fleming 和 Remington 才第一次提出肠衰竭的定义：功能性肠道减少，不能满足食物的消化与吸收。随后 Irving 将肠衰竭按照病理学特征进一步分类，可分为短肠综合征（short bowel syndrome，SBS）、肠动力障碍和（或）慢性肠梗阻、广泛的小肠黏膜病变、肠瘘四类。2004 年，我国黎介寿院士提出除了结构上的描述还应加入黏膜屏障功能改变的描述，使得肠衰竭的概念更加完善，他还指出"肠功能障碍"一词在临床工作中使用更优于"肠衰竭"的表述。2019 年全国科学技术名词审定委员会纳入"肠衰竭"词条。经过多年临床实践的不断更新，2020 年"肠衰竭"定义确立为："肠梗阻、运动功能障碍、手术切除肠袢、先天性缺陷或疾病等导致的肠吸收或运动功能丧失。不能维持机体蛋白质-能量、液体、电解质或微量营养素平衡。"

至今被临床医生所熟知并沿用范围最广泛的是 2014 年 3 月欧洲临床营养与代谢学会（ESPEN）在功能上、病理生理学范畴及临床实践中对"肠衰竭"的分类方法。2017 年 10 月 ESPEN 关于 IF 的研讨会在意大利博洛尼亚举行，在 2014 年的会议基础上强调了 IF 的研究现状和未来的研究方向。2023 年 ESPEN 将肠衰竭定义为肠道功能降低至吸收宏量营养素和（或）水、电解质所需最低限度以下，因此需要静脉补充营养，以维持健康和生长发育。

第二节　分　类

一、根据功能分类

肠衰竭根据发病、代谢和预期结局标准，分为Ⅰ型、Ⅱ型和Ⅲ型。

1. Ⅰ型

急性肠衰竭（acute intestinal failure，AIF）是急性起病，病程短，并且通常是自限性的。这是一个可伴发于其他病程或者临床治疗过程中常见的病理特征，常发生在腹部手术后的围术期和其他疾病危重状态。当原发疾病好转或消退时，可自然缓解。作为替代性的营养补充，肠外静脉输液通常需要几天至几周的时间。此时应着重处理原发疾病，使肠道得以休息，为结构和功能的恢复赢得时间。其间应特别关注恢复期的物质和能量需求，及时调整剂量，常使用外周静脉输液补充所需营养物质。应尽量避免快速大量输注，以减少外周静脉刺激症状。

2. Ⅱ型

延迟性肠衰竭，患者可能是急性发作，也可能是一种慢性疾病的缓慢、渐进演变过程，常见于代谢不稳定的患者。患者常需要几周至几个月的复杂的多学科护理和静脉输液。

3. Ⅲ型

Ⅲ型为慢性疾病，通常发生在代谢稳定的患者中，需要数月至数年的静脉输注治疗。它代表慢性肠衰竭，病程可能是可逆的，也可能是不可逆的。这类患者常需要长期的家庭肠外营养，并且予以额外的健康宣教。

二、根据病理生理学分类

ESPEN将肠衰竭概括为五大类病理学改变，包括短肠综合征（SBS）、肠瘘、肠蠕动障碍、机械性肠梗阻以及广泛性小肠黏膜病变，此分类与Irving的分类基本一致。

三、慢性肠衰竭的临床分类

慢性肠衰竭（chronic intestinal failure，CIF）可能是严重胃肠道或全身良性疾病的后果，或是腹内或盆腔癌的终末期异发症。CIF是罕见的器官衰竭，家庭肠外营养支持（home parenteral nutrition，HPN）是主要的治疗方法。家庭肠外营养支持用于治疗晚期恶性疾病引起的慢性肠衰竭存在争议。在欧洲，HPN用于癌症患者的比例在各国家间差异很大。由于对姑息治疗的不同医疗和社会态度，

HPN 治疗人数占总人口的 8%～60%。总的来说，科学学会指南并未建议因恶性肿瘤而预期寿命较短(较短定义为小于 2 或 3 个月)的患者使用 HPN。在癌症患者的管理方面，目前的指南仅限将 HPN 运用于良性疾病，长期 HPN 可导致一系列并发症，影响 HPN 的维持，甚至可危及患者生命。在欧洲，由于良性疾病引起的慢性肠衰竭的 HPN 患病率估计为每百万人口 5～20 例。

根据对能量的需求量和静脉补充量(intravenous supplementation，IVS)的体积，CIF 被划分为 16 个子类。

表 5-1　CIF 临床分型

静脉能量补充** (kcal/kg)	补充量(mL)*			
	≤1000(1)	1001～2000(2)	2001～3000(3)	>3000(4)
0　(A)	A1	A2	A3	A4
1～10　(B)	B1	B2	B3	B4
11～20　(C)	C1	C2	C3	C4
>20　(D)	D1	D2	D3	D4

注:* 每周输注总能量的日平均值＝(每天输注量×每周输注次数)/7;

** 平均每天每千克体重输注能量＝(每天输注能量×每周输注次数)/(7·kg)。

第三节　流行病学

2006 年英国的一项研究提供了有关Ⅱ型延迟性肠衰竭的唯一可用数据，该研究估计每年每百万人口中有 9 名患者。手术并发症(32%)、克罗恩病(21%)、运动障碍(14%)、肠缺血(13%)和恶性肿瘤(8%)是主要的潜在原因。

CIF 的流行病学是基于 HPN 的数据，其中通常包括良性或恶性疾病的患者。在欧洲，CIF 的 HPN 流行率估计在每百万人口 5～10 人，发病率每年每百万人口为 7.7～15 人。大约 10% 的患者在儿科年龄组。

2015 年 ESPEN“CIF 行动日”数据库的数据收集包括来自 22 个国家的 65 个 HPN 中心的 2919 名良性 CIF 成人患者，并提供了 CIF 的机制和潜在疾病的最新概况。短肠综合征(SBS)是 CIF 最常见的病理生理机制(64.3%)：空肠末端吻合占 36.8%，部分或全部结肠连续占 19.9%。病因主要有肠蠕动障碍(17.5%)，肠瘘(7%)，机械性肠梗阻(4.4%)，广泛性小肠黏膜病变(6.8%)。其中最常见的基础疾病是克罗恩病(22.4%)，其次是肠系膜缺血(17.7%)、手术并发症(15.8%)、原发性慢性假性肠梗阻(9.7%)和放射性肠炎(7.3%)。此外，数据显示静脉补充量比能量需求量更好地反映了肠功能的丧失情况，可作为肠道功能损失的量化指标。同时，尚需要不断更新 AIF 和 CIF 发病率和流行情况的数据，以便从医疗保健系统中充分分配资源。

第四节　诊　断

肠衰竭临床表现为食欲减退、不能耐受食物、恶心、呕吐、腹胀、腹痛、腹泻等不典型胃肠道症状，严重患者可进一步引发水、电解质和酸碱平衡失调等全身水、电解质紊乱。现有研究未能提出肠衰竭的诊断标准，但完整的小肠功能障碍诊断应该包括功能诊断、病理解剖诊断和病因诊断三部分，且病因诊断是治疗肠衰竭的关键。ESPEN 建议诊断 IF 必须同时提出两个标准："由于肠道功能丧失而减少大量营养素和（或）水和电解质的吸收"和"需要静脉补充"。

肠衰竭的检测手段主要是用肠黏膜功能检测指标间接反映，包括：肠通透性检查［糖分子探针，如尿甘露醇和乳果糖比值（L/M）］、血浆内毒素水平、血浆二胺氧化酶（diamine oxidase，DAO）水平、肠黏膜损伤、D-乳酸水平；肠缺血指标检查；尿 24 小时肠型脂肪酸结合蛋白（intestinal fatty acid-binding protein，IFABP）含量测定。

建议将下述 5 项作为肠衰竭的主要诊断依据：①患者存在可能导致肠屏障功能障碍的危重疾病；②在原发病基础上出现腹痛、腹胀、腹泻或便秘或消化道出血、不能耐受食物等症状，以及肠鸣音减弱或消失等体征（需要排除麻醉和药物引起的肠鸣音变化）；③血浆内毒素水平增高（ELISA 法＞55.34 EU/L）。④通透性增加（高效液相色谱分析 L/M＞0.178）或肠低灌注（尿液 24 小时 IFABP，ELISA 法＞17 ng）；⑤血、腹水培养细菌阳性而无其他明确的感染病灶。满足①＋②项为诊断所必需条件，①＋②＋③＋④项或①＋②＋⑤项可基本确诊，具备①＋②＋③项可作为拟诊病例。

第五节　治　疗

一、治疗原则

根据中华医学会消化学分会的推荐，肠衰竭治疗原则应包括以下几方面。

（1）积极治疗引起肠屏障功能障碍的原发疾病。

（2）应用血管活性药物：可酌情使用活血化瘀类药物，以改善肠微循环，维持肠道足够的氧供。

（3）合理实施营养支持治疗：全胃肠外营养对于改善患者营养状态有积极作用，但其实施时间不宜太长。肠内营养有助于保持肠屏障功能，提高免疫力，减轻对创伤的高代谢反应。危重患者肠内营养可在内环境进入稳定状态后给予。一些特殊营养物质，如谷氨酰胺、精氨酸、ω-不饱和脂肪酸、核苷酸等，可改善肠和全身免疫功能，增强对肠结构和功能的保护作用。

（4）合理应用抗生素，避免发生菌群失衡：适当补充益生菌，保持肠菌群结构。必要时，应用肠道不吸收的抗生素行选择性肠去污染治疗，以改善肠微生态环境。

（5）应用促进肠黏膜修复药物：如人重组生长激素等药物可能有助于维护肠屏障结构的完整性。

（6）合理应用肠动力药。

（7）应用中医药：采用中医药辨证论治法，对恢复肠道功能与保护肠屏障功能有一定疗效。

二、营养支持治疗

肠外营养（parenteral nutrition，PN）是一种复杂而专门的营养支持形式，它彻底改变了儿童和成人急、慢性肠衰竭（IF）患者的护理。这促进了多学科团队的发展，营养支持团队（NST）主要专注于接受 PN 患者的管理。NST 通常至少由一名医生、护士、营养师和药剂师组成。由 NST 进行的多学科护理可减少感染和电解质紊乱等并发症，提高接受短期 PN 和长期 PN 的患者的存活率。此外，它还减少了不恰当的短期 PN 处方，从而显著降低了成本。接受 PN 的患者的复杂护理需要团队成员和来自其他中心的 NST 之间的密切合作，以优化 PN 使用的安全性和有效性。

营养支持非常复杂，一些报告显示，医生因缺乏足够的培训和经验，无法提供必要的营养支持，这也反映出目前营养教育在我国医学培训中的不足。在儿科和成人重症监护病房有一些涉及营养支持策略的临床试验，但对于接受长期 PN 的患者，临床实践大多基于医生经验和专家意见。因此，来自不同学科的具有 IF 专业知识的临床医生在营养支持团队中合作非常重要，这可以达到预防并发症和改善预后的目的。

患者在接受 PN 前，需要进行全面的营养评估，以确定 IF 的水合情况和营养状况，并计算个人需求。营养评估应包括影响摄入、吸收和支出的因素，如性别、年龄、体重、身高、身体成分以及肠道解剖史（即剩余肠道长度、肠造口与回盲瓣的存在）。应定期重复评估，以评估营养干预的有效性，防止患者脱水和营养不良，并伴随电解质异常和体重减轻。尤其是在儿童中，反复评估对于预防生长恶化、评估肠道的适应性、增加肠内喂养和摆脱 PN 以防止热量过量供应是至关重要的。

营养支持的途径、类型和持续时间取决于患者、基础疾病和 IF 的分期。SBS 术后有三个临床阶段：急性期、适应期和维持期，对应不同的营养支持策略。急性期，即小肠切除后的急性期，其特点是在医院环境下进行单独的 PN 治疗，肠道可以恢复和适应，水分和营养状态也可以恢复。在适应期，治疗的最终目标是增加肠内营养（EN）并摆脱 PN，因为 PN 与常见并发症相关，如 IF 和 PN

相关性肝病、中央导管相关血流感染（central line-associated bloodstream infection，CLABSI）、中央导管闭塞、中央导管相关血栓形成、代谢性骨病以及液体/电解质问题。如果 SBS 患者在适应期摆脱 PN，在维持期则表现为肠功能不全。一些患者的 PN 是在医院实现的，另一些患者在临床稳定后行 HPN。HPN 可以用于不可逆的患者，或预期依赖 PN 至少三个月的儿童。残存小肠时间较长、肠切除年龄较小、保留回盲瓣、坏死性小肠结肠炎、无严重肝病、胃肠动力正常的患者撤除 PN 并实现肠内自主的机会较大。

三、药物治疗

药物治疗的目标是优化营养，无论是口服、肠内营养还是肠外营养，尽量减少症状；如果可能的话，对肠外支持（parenteral support，PS）进行管理，包括限制奶制品入量。如果患者是一个异质群体，饮食需要个性化。对于那些患有 SBS 的人，最佳的饮食建议包括每顿饭摄入复杂的碳水化合物、蛋白质和脂肪；限制单糖；全天分发食物；限制进餐时的液体摄入量；选择低渗透压溶液或等渗液。这些建议来自短期观察研究和临床经验，而不是基于证据的数据。对于那些需要 PS 的人，卡路里目标通常是 $25\sim30$ kcal/(kg·d)，蛋白质 $1.2\sim2.0$ g/(kg·d)。尿量、血清电解质和维生素/矿物质水平需要监测和纠正。一些药物如 H2 受体阻滞剂或质子泵抑制剂，可以减轻 IF 症状的严重程度，以减少胃液分泌和抑酸。止泻药，如洛哌丁胺、可待因、地芬诺酯/阿托品、鸦片酊剂和可乐定，可用来减缓肠道运动。奥曲肽、谷氨酰胺和生长激素以前分别用于减慢转运和营养作用，但由于对内脏蛋白质合成的不利影响而少用。替度鲁肽是一种胰高血糖素样肽 2（GLP-2）类似物，是一种天然生成的激素，可减少胃排空和分泌，并调节小肠内膜细胞的生长、增殖和修复。GLP-2 由肠内分泌细胞分泌，可增加营养和液体的吸收，抑制过度分泌和运动，并刺激血液流动。

四、手术治疗

IF 患者的治疗目标是提供静脉输液系统，降低 IF 的严重程度，预防和治疗并发症，包括与潜在疾病相关的并发症，并实现患者良好的生活质量。外科治疗的目标是保全肠道，最大限度地发挥肠道剩余功能。例如，实施残余小肠与残余结肠的再吻合，修补瘘管，解除小肠梗阻，消除病变肠管。

自体胃肠重建手术是一种可供选择的治疗方法。这些通过扩张肠道来改善动力的手术，包括纵向肠延长和系列横向肠成形术，在小型、回顾性的单中心研究中显示出良好的存活率（>90%）和肠自主性（近 70%）。减缓排空的手术包括小肠反蠕动段翻转（在 1 项研究中有 45% 的 PS 独立性）和结肠间置术（仅在婴儿中有研究数据）。

（一）小肠移植治疗

早期识别患者进行移植评估，见表 5 - 2。

表 5 - 2　早期识别患者进行移植评估表

提示无法脱离肠外支持的因素（主要是 SBS）
• 空肠吻合与结肠连续时长度<35 cm
• 空肠结肠吻合术长度<60 cm，无回肠，但结肠连续
• 如果末端空肠造口术没有回肠，仅剩下部分空肠，长度<115 cm
• 残留小肠黏膜病
• 结肠缺失
• 回肠/IC 瓣膜缺失
• 末端空肠造口术
• 营养不良
• 肠外营养持续时间>2 年
• 空腹血浆瓜氨酸<15 μmol/L

（二）非移植手术治疗

SBS 或 IF 患者的手术选择可分为三组：①在肠管没有扩张的情况下，改善食物转运时间的手术；②肠管明显扩张时，纠正或改善肠扩张的手术；③可用肠管过少时，人为控制肠管扩张，待获得足够肠管后，再进行后续的二期手术。

新生儿患者有非移植手术指征，应该在 1 岁内考虑手术时机，这样才能使患者成功地摆脱离 PN。在此期间，需要预防危及生命的并发症的出现，如 PN 相关性肝病或 IFALD、复发的中心静脉脓毒症以及静脉通路丧失等。此外，非移植手术不应该只被视为一种抢救程序，而应该被视为肠内自主的结构化计划的组成部分。早期手术应该是预防性的，并针对所有可能肠道进行保护。

1. 在不扩张的情况下缩短肠道转运时间的方法

在不扩张的情况下，可尝试多种多样的手术以改善黏膜吸收。一些方法，如再循环回路（recirculating loops）已被证明无益。其他方法如肠道起搏、新黏膜生长、黏膜干细胞再生和组织工程化肠道等，仍有可能发展到临床应用。

2. 反向（反蠕动）段

对于因广泛肠切除而转运时间较快的患者，在缺乏有意义的肠扩张的情况下，创建一个反向（反蠕动）段可能是一个有用的选择。反转单个或多个肠段起反蠕动作用，通过充分延迟转运以增加吸收，来抵消迅速丧失液体、电解质和营养的趋势。创建反向（反蠕动）段时反转节段的长度很关键，如果不合适可能导致手术无效或在病理上发生梗阻。建议成人反转的节段长度在 10～15 cm，儿童在 3 cm 以上。

3. 结肠间置-蠕动或反蠕动

在小肠残留物之间插入一段结肠已被证明在减缓 SBS 经常发生的肠道快速转运方面是有效的。结肠间置术是由 Hutcher 和 Salzberg(1973)提出的，理论基础为与小肠相比，结肠的蠕动能力低，而且它能够吸收液体和电解质。Glick 和他的同事（1984）发表了一项研究，6 名儿童接受了 8～15 cm 的等蠕动空肠前结肠间置，间置结肠长度在 21～63 cm，手术指征为 5～9 个月大的肠道不耐受和 PN 相关的并发症患者。

结肠间置不会牺牲宝贵的肠道。它是直接和可逆的，对于那些有足够的黏膜吸收但转运快速的人来说，可能会更有利于平衡。

在 SBS 的动物模型中，结肠间置也反映了小肠形态和功能特征的适应性变化。在人类中也有结肠上皮的适应性变化的报道，回肠旁的间置结肠黏膜的活检标本显示腺体和类似潘氏细胞的细胞肥大和增生，这通常见于小肠。这种手术在分离或作为联合肠道非移植的一部分时可能是有用的。

4. 纠正肠扩张的手术方法

（1）纵向肠管延长术和锥形术（longitudinal intestinal lengthening and tailoring，LILT）。LILT 由 Adrian Bianchi 于 1980 年首次描述，并在 1981 年成功地应用于第一位患者。这项技术包括沿着肠系膜边界分割最长的扩张肠段，并小心地保留尽可能多的血管；然后，在肠系膜交界处形成无血管平面，以避免对肠系膜血供的损伤；最后，肠沿着肠系膜边界被分成两个带有系膜血管的半段，两半节段管状形成半环，并以等蠕动方式相互吻合。在最初用宽斜半环形吻合术重建肠连续性。肠功能通常在 3～5 天内恢复。数据显示，LILT 的术后存活率在 30%～100%。在 LILT 术后的存活者中，28%～100% 的患者脱离了 PN。

（2）串联式横向肠管成形术（serial transverse enteroplasty，STEP）。STEP 由 Kim 及其同事于 2003 年首次提出，是一种以交替的方式将吻合器应用于扩张的肠道，从而使其离开肠道呈"之"字形，留下更正常的管腔直径的过程。"之"字形的形成需要在每个吻合线上都有肠系膜缺损，否则不会干扰肠道的肠系膜血液供应。吻合器放置在 90° 和 270°，0° 是肠系膜边界，在肠部切开切口，留出大约 2 cm 的肠径。

这种手术的主要优点是延长和裁剪肠道，而不干扰肠系膜血供。它在概念上也相对简单，由于在许多情况下会发生肠道的自然再扩张，一些研究人员认为，在采用 LILT 术进行扩张之后，可以安全地使用 STEP。在适应和扩张过程发生后，可以在同一患者多次实施 STEP。在 STEP 过程中，肠道显著延长，一项针对动物的研究显示，肠道平均增加了 64%。术后报告的主要并发症是肠梗阻、环间瘘和缝合线出血。这些并发症在相当大比例的患者中出现，表明 SBS 和 IF 患者的病情在医学上是复杂的；没有一次手术是万能的，患者选择这些手术仍然是决定良好结果的重要决定因素。STEP 的生理意义仍然存在疑问，因为延长的节段的肌纤维方向发生了变化。

（3）螺旋肠管延长和锥化术（SILT）。最新的"延长"方法是在实验台上建立的，2011 年在越南猪模型上进行了试验。在最初的研究中，动物术前在水中饲养了 24 h，然后在术后 48～72 h 内给予流食。在接受这一手术的 6 头猪中，有 4 头猪的术后恢复顺利，另外 2 头猪死亡。尸检显示，死亡的 2 头猪出现了肠梗阻。在两次尸检中，肠管直径都显示缩小了 70%，直径在 1.5 cm 以下。统计分析结果显示，螺旋肠管延长和锥化术后即刻测量的长度和宽度与 5 周后测量的长度和宽度没有显著差异，所有延长的节段在手术后即刻和 5 周后或尸检时均显示蠕动良好。手术方法为：在肠道上做 45°～60° 的螺旋切割线，然后垂直于标记点切开肠系膜，在肠道上做切口，然后将肠道通过腔内导管纵向伸展到一个更大、直径更窄的管子上，最后，缩小肠系膜缺损以防止腹内疝。

5. 增加肠道扩张的手术方法

受控组织扩张：肠道扩张可以在肠道适应阶段自发发生，也可以由管状造口触发。控制性组织扩张（controlled tissue expansion，CTE）术：是一种外科手术方法，旨在扩张 SBS 患者的残余肠道，以期通过扩张残余肠道组织进行如前所述的手术。肠道扩张术尤其适用于肠道未扩张的儿童，他们可以从二期的延长术中受益。

用自体组织制造乳头瓣造成的部分梗阻和随后的扩张可能会更容易耐受，但需要牺牲很大一部分小肠。这类瓣膜也有固定的肠梗阻程度（可能无效或过于狭窄）的固有缺点，即不允许动态调节以实现最大效率。收集的近端空肠内容物以缓慢而稳定的速度沿着远端管结肠造口术循环，以刺激远端肠道黏膜吸收和适应。不同时期阻塞近端空肠造口管可引起受控肠管扩张。

该模型还允许直接进入空肠进行"housekeeping"，即细菌培养、环路冲洗、内窥镜检查和活组织检查。因此，手术是微创的，没有肠道丢失或牺牲。一般患者都适合延长手术，不适和疼痛是最轻微的，因为夹持可以随时停止。CTE 通常允许在 20～24 周内扩张肠道，直到达到足够的扩张。肠道扩张还有一个优点，那就是诱导黏膜生长，从而创造新的黏膜表面积以供吸收。

第六节　并发症

肠衰竭的治疗相关风险，包括导管相关性血流感染（catheter-related bloodstream infection，CRBSI）和肠衰竭相关性肝病（intestinal failure-associated liver disease，IFALD）。肠衰竭相关性肝病是营养因素和非营养因素共同作用的结果。肠衰竭患者的肝功能异常也出现在反复败血症、肝毒性药物治疗和并发的潜在肝脏疾病。也有学者将 IFALD 定义为：在非原发性肝实质病变中，由于一个或多个与肠衰竭相关的因素造成的肝损伤，包括但不限于肠外营养（PN）。肠衰竭患者胆结石的发病率增加，特别是患有短肠综合征但也可能有脂肪肝、肝胆汁淤积、纤维化和肝硬化的患者。儿童 IFALD 的表现与成人不同，胆汁淤积迅速进展到肝功能衰竭是儿科人群中的主要情况，而成人 IFALD 倾向于遵循从肝脏脂肪改变到纤维化和肝硬化的更缓慢的过程。

值得注意的是，目前还没有一致的标准来分类或诊断 IFALD。肝活检目前仍然是诊断 IFALD 的金标准检查。报道的结果包括脂肪变性、门脉炎症、门脉水肿、导管反应、导管减少以及门静脉和小静脉周围纤维化。目前的欧洲指南建议对那些"任何潜在的脓毒症和（或）慢性肝病的任何临床或放射学特征都已消失、在放射成像上没有肝内或肝外胆汁淤积和（或）持续恶化的高胆红素血症"的患者进行肝活检。考虑到肝活检的风险，诊断和监测肠衰竭中的肝病需要采用非侵入性的方法。国际指南建议对病情稳定的患者每月进行 3～4 次肝功能检测。

鉴于 IFALD 的多因素性质，预防和治疗 IFALD 的标准临床方法依赖于解决非营养因素和营养因素两方面的问题。

一、非营养因素

长期肠外营养的反复脓毒症患者经常发生胆汁淤积。除了常规的炎症标志物，血清胆红素也是 HPN 依赖者中心静脉导管感染的有用标志物。胆汁淤积性脓毒症的发生可能是由于循环中胆汁酸的增加，而胆汁酸在 NOD 样受体蛋白 3（NLRP3）的激活中起作用。NLRP3 是一种多功能的炎性小体，与各种炎症过程有关，包括脓毒症。法尼醇 X 受体（FXR）的激活对炎症有负面调节作用。FXR 的激动剂乙酰胆酸已被证明有益于改善非酒精性脂肪性肝病（NAFLD）患者的肝脏组织学表现，但是否能用于消除 IFALD 患者的肝纤维化仍未得到证实。

预防复发性中心静脉导管（CVC）脓毒症是肠衰竭治疗的基石，也是将复发性脓毒症对肝脏的影响降至最低的既定方法。虽然使用严格的 CVC 护理方法可以实现，但研究表明，使用抗生素疗法也有效。最近一项针对 105 名患者的研究将 2% 的广谱防腐剂牛磺罗定与 0.9% 的生理盐水进行比较，结果显示，在接受牛磺罗定线路的新置入 CVC 的患者中，CRBSI 的发生率较低。

然而，尽管将 CVC 感染性并发症的发病率和死亡率降至最低的重要性是毋庸置疑的，但没有数据表明抗菌药物锁定疗法（antimicrobial lock therapy，ALT）对肠衰竭患者肝脏结局的长期影响。

除脓毒症以外的其他因素也需要解决，以防止 IFALD 的进展。一项对 32 名使用 HPN 的成年人的研究表明，过量饮酒加剧了超短肠（小肠长度<20 cm）患者的肝纤维化发展。此外，减肥手术后发生肠衰竭的患者数量正在增加，一旦依赖 HPN，在该人群中预先存在的 NAFLD 可能会使这些人的肝功能恶化。

二、营养因素

能量合理摄入重要的是要避免热量过量喂养，以防止 IFALD，专家需要饮食输入计算来确定个人的热量需求，计算时应使用标准方法，如哈里斯-本尼迪克特公式（Harris-Benedict formular）。此外，指南强调了将以豆油为基础的脂质的数量限制在每天 1 g/kg，以最大限度地减少促炎性 ω - 6 多不饱和脂肪酸（PUFA）的释放。

肠衰竭中心的做法是使用鱼油乳剂中发现的抗炎 ω - 3 多不饱和脂肪酸，而中链甘油三酯（MCTs）和橄榄油脂肪乳剂在防止肝功能下降方面也可能是有益的。ω - 3 多不饱和脂肪酸可能通过抑制 NLRP3 发挥抗炎作用。多种油脂肪乳脂质由大豆、MCTs、橄榄油和鱼油组成，其中 ω - 3 多不饱和脂肪酸与 ω - 6 多不饱和脂肪酸的比例增加。

修改 HPN 的成分并不是降低 IFALD 风险的唯一方法。完全依赖 HPN 的患者更容易发生胆汁淤积，因为缺乏肠内营养降低了胆囊的收缩力，促进了胆汁淤积。因此，促进肠内喂养的方法可能是有益的，不仅减少 HPN 的热量需求，而且可能改善胆盐的肠-肝循环。最近的一项研究随访了 73 名因肠系膜缺血而依赖 HPN 的患者，其中 25 名（34%）患者出现肝脏生化异常，15 名（21%）患有慢性胆汁淤积；在肠道连续性恢复后，15 名慢性胆汁淤积患者和所有肝功能异常的患者中有 8 名（53%）术后 1 年肝功能恢复到正常范围。显然，在短肠综合征患者中，应尽一切努力使远端小肠和/或结肠通畅，但在不可能做到这一点的情况下，喂养功能不全的远端小肠也有助于减少肠外营养需求，从而改善肝功能。

此外，最近一项为期 15 年的前瞻性队列研究表明，食糜回输到临时性双肠造口或暴露的肠皮肤瘘患者的远端肠道与肝功能异常的改善有关，研究者认为这与胆盐的肠-肝循环恢复以及随后激活 FXR 导致肝脏炎症减轻有关。

胰高血糖素样肽 2（GLP - 2）由肠道 L 细胞进食后分泌，导致胃排空延迟、胃酸分泌、刺激隐窝细胞生长和减少肠细胞凋亡，提示 GLP - 2 治疗可能改善肠衰竭患者的吸收。在一项涉及 83 名患者的初步安慰剂控制的Ⅲ期试验中，一种重组的 GLP-2 类似物（替度鲁肽）被证明在治疗 24 周后可显著减少短肠综合征患者的肠外支持需求。随后一项涉及 65 名患者的为期 2 年的开放式扩展研究显示了累积效应，13 名患者成功地完全摆脱了 HPN，74% 的患者非肠外支持需求减少了 20% 以上。记录的 LFT 显示改善，特别是在肠外支持量减少幅度较大的患者。多种因素可能有助于肝功能的改善，如增加肠内营养和减少肠外热量需求，尽管还需要进一步的研究来评估 GLP-2 类似物对肝功能的影响，特别是在那些已确诊的 IFALD 患者中。

国际指南提倡对即将发生或显性肝衰竭（总胆红素高于 54~108 μmol/L，进行性血小板减少和进行性脾肿大）或已确诊肝衰竭的患者考虑转诊进行肠道移植。据报道，成人终末期 IFALD 的历史死亡率为 100%，在没有移植的情况下，中位生存期为（10.8±7.1）个月。先小肠后肝脏的序贯移植策略也是可行的，但是具有 HLA 抗体敏化的风险，降低了成功概率。肝功能衰退之前的早期移植非常重要，因为离体小肠移植后可以观察到纤维化的消退。

在 CIF 的患者中，肝功能的改变可能会发展到肝功能衰竭，这是肝肠联合移植的指征。

第七节　家庭肠外营养管理

Nehme 在 1980 年提出多学科团队（MDT）是 IF 管理成功的关键。这是由他发现，由营养支持团队（NST）组织、支持和管理的，需要静脉输液的患者在 24 个月后发生导管相关性血流感染的可能性低于由不同医生管理的患者。一项系统评价显示，具有 NST 指导的肠外营养患者，肠外营养机械性并发症发生率明显下降，代谢性并发症和电解质紊乱的发生率也较低，患者更容易获得合适的能量摄入。

HPN 的实施应在 NST 的指导下进行。NST 需要评估及核实患者的家庭情况，包括住房条件、卫生情况、经济状况、心理素质等，负责并参与 HPN 的全过程，科学地评价患者的营养状况，制订和调整 HPN 具体方案，实施 HPN 的监控和随访，指导患者及家属防治 HPN 的常见并发症。不同于住院期间的肠外营养，HPN 的安全实施对患者和负责实施 HPN 的家属或指定人员的要求较高，要求患者和负责实施 HPN 的家属或指定人员的认知能力和日常行为能力无明显障碍，可胜任 HPN 的日常管理。患者准备出院前，NST 的医护人员须对患者和负责实施 HPN 的家属或指定人员进行 HPN 技术和相关知识的专门教育和培训，内容包括营养支持治疗的目的和目标、无菌技术操作规范、肠外营养液的配制和输注、导管护理、输液泵的使用和维护、常见并发症的识别及防治，以及营养支持疗效评价和自我监测等，须在具有专业资质的医护人员监督下反复独立实践 HPN 的全部操作过程，做到准确、熟练地掌握，并通过视频或宣传册等方式进行宣教，直到医护人员评估其完全合格后患者方可出院，必要时须签署知情同意书。

在实施 HPN 初始阶段，患者所用的全营养混合液可以由医院药房统一配制后送到其家中，帮助其在家中建立营养液配制设备和场所，在家中配制每日所需的全营养混合液。随后在 HPN 的实施过程中，由专门的医生、护士上门做定期随访和监测，对 HPN 实施的效果以及可能出现的意外情况进行评估，有条件的地区，患者所在的社区医疗机构有关医护人员应接受相关专业知识的培训并参与 HPN 实施、随访和监测。

肠外营养底物由碳水化合物、脂肪乳剂、氨基酸、水、维生素、电解质及微量元素等基本营养素组成，并采用全营养液混合（total nutrient admixture，TNA）或称为全合一（all-in-one，AIO）的方式将各种营养素混合后输注。临床实践中，不同的个体对营养的需求不同，肠外营养的配方也不尽相同。HPN 的配方应根据患者实际的代谢需要、营养状况、器官功能、输注途径、方便配制以及治疗目标来制定。营养处方须考虑与其他药物或液体治疗、营养素之间以及营养素与疾病之间的配伍与禁忌。营养配方必须易于混合和输注，以方便患者和医护人员、监护者实施家庭治疗，避免使用过多添加剂，尽可能采用经济简单的配方。

根据体重计算机体每日的液体及能量需要量，这种方法简便实用。欧洲营养学会推荐对于病情稳定、需要完全依赖肠外营养的 HPN 患者，每日的液体需要量为 30～35 mL/kg，18～60 岁患者每日液体需要量为 35 mL/kg，>60 岁患者由于机体的代谢减慢，每日的液体需要量为 30 mL/kg。每日能量推荐量为 83.6～146.3 kJ/kg（20～35 kcal/kg），而在发热、感染等应激情况下可适当增加摄入量来满足代谢需要。临床实践和经验证实，长期 HPN 患者能量供给不宜太大，否则容易发生代谢性并发症和器官功能损害。如果患者能够进食，通过肠道尚能吸收部分营养素，则 HPN 的供给量应适当减少。碳水化合物是肠外营养主要供能物质，应占总非蛋白热量的 60%～75%。HPN 患者每日葡萄糖的供给量为 3～6 g/kg，输注期间应将血糖控制在 10 mmol/L 以下，必要时应用胰岛素控制血糖，以防止由于高血糖风险而加重代谢紊乱及脏器功能损害。脂肪乳剂是肠外营养理想的供能物质，可提供 25%～40% 的非蛋白热量（严重高脂血症患者除外）。传统大豆油来源的长链脂肪乳剂中亚油酸的含量过高而抗氧化物质含量较低，长期应用可抑制淋巴细胞、单核细胞及中性粒细胞的增殖和活性，导致机体免疫功能受损，增加脂质过氧化物产生，影响炎性调节反应。研究表明，中/长链脂肪乳剂（MCT/LCT）、含橄榄油脂肪乳剂或鱼油脂肪乳剂在代谢、防止氧化应激、下调炎性反应及维护脏器功能等方面要优于传统的大豆油来源的长链脂肪乳剂，因而是长期 HPN 中更理想的能源物质。值得注意的是，对于 HPN 预计使用＞6 个月的患者，每日脂肪乳剂供给量以每千克体重不超过 1 g 甘油三酯为宜，但必需脂肪酸的供给量应至少为每天 7～10 g 甘油三酯或每周每千克体重少于 1 g 甘油三酯，以避免必需脂肪酸的缺乏。适当的蛋白质供给有利于机体合成代谢及组织、器官功能的维护，对于大多数病情稳定的 HPN 患者，蛋白质供给推荐量为 0.8～1.4 g/(kg·d)，可满足机体代谢需要，但对于存在额外蛋白丢失的肠瘘等患者，应适当增加蛋白质的摄入量。复方氨基酸溶液是 HPN 配方中蛋白质的主要供给形式。目前认为，平衡型氨基酸溶液能满足大部分患者对氮的需求，可达到较好的营养支持治疗效果。电解质、维生素及微量元素是肠外营养中重要的组成成分，对维持机体水、电解质和酸碱平衡，保持人体内环境稳定，维护各种酶的活性和神经、肌肉的应激性以及营养代谢的正常进行均起着十分重要的作用。因此，HPN 配方中应适当添加电解质、微量元素以及维生素，必要时进行相关检测，准确合理地给予，以避免机体电解质、微量元素以及维生素的紊乱。

需要注意的是，应在患者出院前制定 HPN 的配方，并通过住院期间一段时间的观察，证实该配方符合患者的实际代谢需要后方可最终决定并出院实施。实施 HPN 一段时间后，患者的营养需求可能发生变化，HPN 的具体配方需要根据患者实际代谢需要、营养状态以及器官功能等及时调整。由于 HPN 通常需要长期应用且不方便随时调整，因此，在制订配方时一定要非常慎重，每一种营养产品的选择及其用量都要认真、仔细衡量，要考虑到长期使用该配方后可能会发生的不良反应，应尽可能选择副反应最小的产品，保持配方的相对稳定性，以保证其能较长时间地使用。一般情况下，在刚开始实施 HPN 时配方中各种营养底物的供给量宜从低剂量开始，应用 2～3 周如无任何不良反应，再相应增加摄入量。

此外，对于病情稳定营养配方变化不大，或者仅需要进行部分补充肠外营养患者，可以采用标准化、工业生产的肠外营养产品，这些标准化多腔肠外营养液在常温下保存时间长，既简化了肠外营养液的配置又可避免家中配制营养液的污染问题，可以根据患者的具体情况选择适合规格的标准化肠外营养产品，需要时可添加电解质、维生素、微量元素等以满足患者的需要。

应当在家庭肠外营养过程中注重血管管理。短时间静脉营养可缓慢经外周血管输注。当预计肠外营养时间超过 2 周，应行深静脉置管，以增加患者肠外营养的依从性。尤其需要全肠外营养或者输注液体量和渗透压高的患者和需要同时进行化疗的患者，应常规行深静脉置管术。临床上常选择颈内静脉、锁骨下静脉或者经外周静脉至中心静脉置管（PICC）。应避免选择颈外静脉及股静脉置管，颈外静脉置管成功率较低，易造成置管错位，股静脉置管则更容易引起导管相关性感染。

　　实施家庭肠外营养已经成为治疗肠衰竭的共识。该病的治疗过程类似于高血压、糖尿病等慢性疾病，应伴随日常生活并长期坚持。随之而来的是患者生活习惯的改变，需要患者身体和心理状态的不断调整，其间同样容易出现营养需求调节不及时和依从度不佳而出现各种相关的并发症，需要家庭医生、NST 及家庭成员及时发现并适时地提供帮助和鼓励。作为需要长期执行社区医疗策略的患者，其治疗策略需要及时引入整合医学（holistic integrative medicine，HIM）的观点与做法，将人视为一个整体，避免片面地、孤立地看待局部病灶而忽略了人与疾病的整体论，针对可能出现的问题及时调整医疗策略。整合医学的内在规律，是人的目的性要与自然的规律性相适应。包括社区医疗实践在内的整合医学实践需要做到 3 个"R"，即 reconstruction of medical culture（医学文化的重塑）、reverse medical research（医学的反向研究）、real world medical practice（真实的医学实践）。完整的整合医学策略需要医护团队超越多学科医学治疗简单结合的掣肘，将简单的医疗诊疗融入患者的人文载体，才能实现精准与整合的高度统一，才能在全领域、多维度、高水平地医治病痛，救死扶伤。

第六章

肠损伤后短肠综合征的
救治策略

短肠综合征(short bowel syndrome，SBS)是由于不同原因造成小肠吸收面积减少而引起的临床综合征。其主要后果是肠功能不全及肠道吸收表面明显减少，主要并发症是营养不良和水、电解质异常。SBS 的解剖学定义是基于十二指肠后残余小肠长度不足 150 cm。换句话说，残余小肠功能不足正常长度小肠功能的一半。此外，营养素的最佳吸收需要营养素与肠绒毛之间有足够的接触时间，但在短肠综合征中食物转运加快，接触时间缩短。肠切除术后吸收不良的严重程度取决于切除范围、切除部位、剩余肠的完整性，以及结肠是否保持连续性。因此，可以按解剖学将短肠综合征分为以下三类。Ⅰ型：肠造口晚期的患者；Ⅱ型：空肠结肠吻合术患者；Ⅲ型：空-回肠吻合术患者。影响吸收不良综合征严重程度的特殊因素有加速胃排空，尤其是液体排空，减少肠道转运时间(运动成分)，胃酸高分泌，以及特定功能的丧失，即回肠吸收维生素 B_{12} 和胆盐。这种吸收不良综合征的非特异性因素包括钾、镁、钙、锌和维生素 K、维生素 B_1 和维生素 B_{12} 等矿物质和微量营养素缺乏。这些缺陷可能会限制小肠的最佳吸收。因此短肠综合征患者面临着电解质系统紊乱、营养不良和微量营养素缺乏的风险，在这种情况下，需要静脉补充水、电解质或热量的肠外营养(parenteral nutrition，PN)，以维持健康状态和(或)机体生长。腹部创伤患者小肠系膜根部血管断裂，造成大部分小肠坏死切除和绞窄性肠梗阻较长肠袢的切除，可造成短肠综合征。临床上虽不多见，但治疗上存在一定困难，严重者可危及患者生命。本章内容对短肠综合征的保守治疗及手术治疗做一论述。

第一节　短肠综合征的保守治疗

一、饮食管理

患者的日常饮食应注意少食多餐，应避免饮用低渗饮料(水、茶、咖啡)，因为它们会加速胃排空，补水应优先基于葡萄糖电解质溶液；建议以高热量、高蛋白饮食为前提，以补偿吸收不良；可以摄入奶制品（如乳酪），但应该避免摄入牛奶。由于短肠综合征会加速胃排空，因此固体喂养比液体喂养更佳。在保留结肠的患者中，应限制草酸的摄入量，以防止草酸钙结石。

二、补充矿物质和微量营养素

短肠综合征患者常有体液和电解质紊乱。低钾血症常由低钠血症或低镁血症引起。低钙血症可能是由于镁和（或）维生素 D 缺乏所致。治疗低钙血症需要服用维生素 D 的活性代谢物和镁补充剂。腹泻超过 1000 mL/d 时，需要口服锌补充剂。脂肪吸收不良伴随着脂溶性维生素（维生素 A、维生素 D、维生素 E、维生素 K）的吸收不良，需要系统地补充维生素。回肠切除术后需补充维生素 B_{12}，每 3 个月肌内注射 1000 μg 维生素 B_{12}。

三、肠外营养

肠外营养是短肠综合征所致严重肠功能不全的标准治疗方法，通过中心静脉管或植入口定期进行，一般最好选择在晚上。肠外营养提供了仅靠口服营养不能满足的需求。因此，肠外营养的输入量取决于理论能量需求、口服饮食的估计吸收量以及体液和电解质需求（通过输入输出平衡和实验室测试估计）。添加微量营养素（维生素和微量元素）也十分重要。为了预防肠外营养相关性肝病，每天的脂质摄入量应限制在每千克体重不超过 1 g。随着肠道吸收和口服量的逐渐提高，对肠外营养的要求也随之提高。从一开始，就必须正确评估水、电解质的需要量，特别是对空肠造口晚期患者，其液体损失可能达到每天几升，钠和镁也被大量消耗，故更应重点关注。只有在医院进行液体和电解质平衡优化后，患者才能开始家庭肠外营养，这需要对输入输出平衡进行全面评估。

然而，肠外营养随着时间的推移会导致中心静脉通路（感染、静脉血栓形成、静脉通路丧失）相关的并发症和代谢相关并发症（主要涉及肝、肾和骨）。这些并发症会导致发病率和死亡率的增加（10 年生存率为 52%）。除肠功能不全外，短肠综合征患者还面临消化性溃疡、胆石症、肾结石和 D -乳酸脑病的风险增加。在小肠与结肠相连的短肠综合征患者中，草酸肾结石的患病率为 15%～60%。最后，与肠功能不全相关的肝病仍然是长期肠外营养患者死亡的原因，肝病产生的因素主要有细菌过度生长，因此，必须从初始阶段就开始监测肝脏功能。长度不足 50 cm 的残留小肠，多有严重营养不良、氨基酸（牛磺酸、半胱氨酸、胆碱）缺乏症、肠外营养提供＞1 g/(kg·d)的脂质、慢性高血糖症和败血症等。此外，任何需要实施家庭肠外营养超过 3 个月的患者都必须由专家中心管理，以防止潜在的致命性代谢并发症。

四、短肠综合征相关肠道疾病治疗

根据腹泻的病理生理机制，可以使用阿片类药物（如洛哌胺或可待因）减少短肠综合征患者的腹泻，可延长肠转运时间，并可能通过减慢转运而促进吸收，但它们可能会加重脂肪痢疾；如果大剂量的洛哌胺（24 mg/d）无效，可以试用可待因（10~60 mg/d）；对于保留结肠的短肠综合征，建议补充钙（2~3 mg/d），以防止脂质吸收不良引起的高草酸尿及其草酸肾结石的并发症。

小肠细菌定植也可能是导致腹泻的一种机制。小肠内细菌的过度生长伴随着发酵可以呈现出肿胀、腹泻和厌食的临床表现，如果小肠出现扩张，则应考虑小肠内细菌过度生长的原因。但其检测有一定难度，如果怀疑这个原因，可以短期口服针对厌氧菌和革兰氏阴性杆菌的抗生素进行诊断性治疗。

另外，质子泵抑制剂（proton pump inhibitors，PPI）可以减少胃酸分泌。如果小肠长度小于 60 cm，质子泵抑制剂初始阶段应使用高剂量（例如埃索美拉唑40 mg，每天 2 次），随后每日一次使用（40 mg/d）。一年后，质子泵抑制剂治疗可以停止，特别是对结肠与小肠连续的患者更应使用质子泵抑制剂。

第二节　短肠综合征的手术治疗

一、康复外科治疗

（一）恢复消化系统连续性

对于短肠综合征和肠造口术的患者，应该进行系统的讨论，评估恢复消化系统连续性，进而优化消化系统，改善患者的预后和治疗效果，主要体现在以下几点：缺少近端气孔将降低脱水和水、电解质紊乱的风险；恢复小肠到结肠的连续性将有可能减少肠外营养依赖，从而提高长期生存率；在临床实践中，建议在最后一次手术切除后 3~6 个月恢复消化系统连续性，以便尽可能地促进机体恢复，从而降低术后并发症的风险。这种简单的消化连续性恢复足以使大多数保留大部分结肠但没有保留回盲瓣的患者在剩余大于 65 cm 小肠的情况下，实现摆脱肠外营养；或者保留整个结肠包括回盲瓣的患者在至少保留 35 cm 小肠的情况下实现摆脱肠外营养。对于肠道过短无法实现摆脱肠外营养时，应当采取增加肠道接触面积和减缓肠道转运的策略。

（二）增加肠道接触面积

增加肠道接触面积手术的共同原则是延长剩余小肠。现在主要使用两种方式：Bianchi 技术和串联式横向肠管成形术。

Bianchi 技术又称纵向肠管延长术和锥形术（LILT），该术式是将一段小肠沿长轴切开一分为二，并注意将肠系膜血管分开，以保留各自的血供，将其分别缝合成两个细的肠管，其直径为原肠管的一半，长度为原肠管的两倍，但有可能出现吻合处多发粘连及狭窄等潜在的并发症。

串联式横向肠管成形术（STEP）作为新近兴起的自体肠成形术的术式，最早于 2003 年被提出。手术方式为首先切开肠系膜游离肠管，吻合器垂直肠管的方向咬定后放电，使不完全离断。在沿肠管的系膜边缘交替对向不完全离断，使肠管呈"之"字形，从而使得营养素通过变窄、延长的小肠被吸收。此手术既可以使肠道变窄，又可以延长肠道的长度。瑞典卡罗琳斯卡大学一项研究表明，12 名患者实施串联式横向肠管成形术后无一例死亡或施行小肠移植术，肠功能得到很大改善，同时 7 例患者完全脱离了肠外营养，肝脏功能也得到了极大改善。另一项对 78 例短肠综合征患儿的研究表明，串联式横向肠管成形术在 47% 的患儿中实现了自主肠内营养。

这两种术式前已具体讲解，其均能有效减少肠外营养依赖，同时改善并降低患者围手术期的发病率和死亡率。然而，这些术式主要在儿科手术文献中报道，并且似乎很难应用于成人，主要有两个原因：这两种技术可以延长小肠的长度，但代价是减小其口径，因此只有在小肠扩张或小肠具有一定可塑性使其能够避免术后狭窄的风险时才能实现；它们都对消化段的血管造成了影响，因此必须在具有丰富血管网的患者中进行，这在主要病理学为缺血性的短肠综合征患者中是较难实现的。

（三）减缓肠道转运

减缓肠道转运的术式主要为小肠段倒转术，由小肠段的分裂、反转和反蠕动吻合术组成。小肠段倒转术倒转肠段的逆蠕动波将该段肠内容物逆向推回，有效延长肠管吸收时间，延长排空时间，最大限度地增加了吸收功能。选择适当的倒转长度是直接影响患者术后预后的重要因素，倒转长度过短不足以延长排空，过长会导致肠梗阻等并发症。一般主张成人倒转长度为 8～15 cm，同时根据患者是否保留回盲瓣做适当调整，没有保留回盲瓣的患者倒转长度应当适当延长。另外，倒转小肠的位置根据所剩空、回肠的具体情况，尽可能靠近残留小肠的远端进而最大限度发挥残留小肠功能。小肠与结肠的吻合方式不应采用"T"字吻合，保留回盲瓣的患者应该采用小肠端-端吻合，未保留回盲瓣的患者采用小肠-升结肠吻合术可充分利用升结肠功能。法国学者在 2012 年发表的文章中报道，对 38 例完全依赖肠外营养的短肠综合征患者进行小肠段倒转术后随访，5 年后，所有患者的肠外营养依赖性降低，每周所需输液量减少，近一半的患者完全停药。

结肠间置术和小肠瓣或括约肌再造术也应用于短肠综合征患者，特别是小肠瓣或括约肌再造术应用于广泛小肠切除且切除回盲瓣的患者，一般手术部位在残留小肠末端，起到减慢肠道转运的同时预防肠内容物逆行性反流导致的细菌过度生长。

二、小肠移植

在全小肠或次全小肠切除术后，患者没有足够的小肠形成肠道反循环，不能摆脱肠外营养，康复手术就没有太大意义。对于这些患者，只能采取小肠移植，进而使患者摆脱肠外营养。当患者在肠外营养产生严重并发症，使生命受到威胁等情况下，小肠移植是唯一的解决方案。小肠移植时，可能涉及小肠、小肠和肝脏的移植，甚至多器官移植。截至 2015 年，全球 79 个中心进行了 2887 例小肠移植，其中 45％涉及小肠，31％涉及相关肝移植，24％涉及多脏器移植。肠移植的长期结局也是积极的，1 年、5 年和 10 年患者存活率分别是 76％、56％、43％，这些结果还在不断改善。此外，不同移植类型（小肠、小肠和肝脏及多器官移植）在存活曲线上无明显差异。

本章主要讨论了短肠综合征的非手术治疗和手术治疗方法。由于短肠综合征的主要并发症是营养不良和电解质紊乱，因此肠外营养仍然是短肠综合征的主要治疗方式。当然，肠外营养也存在多种并发症，因此在对短肠综合征患者治疗时，应当根据患者情况及时调整治疗方案，在保守治疗无法满足患者时及时进行手术治疗。

第七章

小肠移植

第一节 小肠移植概述

一、小肠移植简史

小肠移植的技术可行性已经确立了一个世纪，但免疫学上的可行性要难得多。小肠淋巴组织密度高，黏膜表面积大，表达Ⅱ类主要组织相容性抗原，加剧了移植物与宿主之间的相互不耐受。作为一个空腔器官，小肠管腔被大量细菌和其他微生物定居，它扮演着感染媒介的角色，并且因黏膜上皮薄而脆弱的单层提供的与管腔的不稳定屏障使感染加重。这就是免疫抑制和感染之间的微妙平衡，这种平衡一直困扰着小肠的移植，并导致早期大量尝试手术的失败。自 Lillehei 等于 1967 年首次报道临床小肠移植，关于小肠移植的研究已经有半个多世纪。但在尝试早期移植后，最常见的死亡原因是急性移植物排斥反应和随后的脓毒症引起的多器官衰竭，即使引入硫唑嘌呤、泼尼松龙和抗淋巴细胞球蛋白的联合治疗，这种情况也没有得到改善。直到 1978 年 Calne 等引入环孢素。随后，他克莫司的出现使移植肠的存活时间得到了明显延长，使临床肠道移植成为现实的重要标志。国际小肠移植注册中心(Intestinal Transplant Registry，ITR)的统计数据显示，目前小肠移植受者的 1、5、10 年存活率分别为 76%、56%、43%。对于进行小肠移植术后的患者生活质量的研究发现，小肠移植后的患者生活质量较术前、术后出现家庭肠外营养并发症的患者有所改善，术后患者的生活质量也优于稳定进行 HPN 的患者。虽然没有进行广泛的研究，但现有的证据表明，小肠移植比 HPN 的成本更低。

国内关于小肠移植的研究起步较晚。1994 年 3 月，中国人民解放军东部战区总医院(原南京军区总医院)黎介寿院士团队完成了亚洲首例小肠移植手术，使我国成为世界上第八个能够完成小肠移植的国家；中国人民解放军空军军医大学(原第四军医大学)于 1999 年 5 月完成了我国首例亲属活体小肠移植手术；2003

年，南京军区总医院成功实施了亚洲首例肝小肠联合移植。随着免疫抑制剂的发展和外科技术的成熟，我国实施小肠移植手术的医疗机构在不断增加。

二、小肠移植的适应证及禁忌证

(一) 小肠移植的适应证

小肠移植的主要适应证是不可逆的肠功能衰竭患者在全肠外营养支持(total parenteral nutrition，TPN) 治疗过程中，发生反复感染、肝脏损害和失去静脉输液途径等并发症。近年的研究认为，一旦患者出现以上并发症，应尽早进行小肠移植手术。美国匹兹堡大学医疗中心研究表明，对于单纯小肠移植而言，TPN 治疗时间少于 12 个月的患者比大于 12 个月的患者接受小肠移植后长期存活率高。成人小肠移植的适应证应结合患者的临床表现、疾病严重程度、小肠外器官受累情况以及其他治疗手段的疗效来综合判断。

具体来说，小肠移植的主要适应证包括：①各种原因所致的小肠衰竭，包括小肠广泛切除术后的短肠综合征，如先天性小肠闭锁、肠扭转所致小肠广泛坏死、坏死性小肠结肠炎、创伤、肠系膜血管或门静脉系膜血栓形成或缺血、克罗恩病反复手术所致小肠广泛切除，特别是超短肠综合征(胃切除术、十二指肠切除术后，成人剩余小肠＜20 cm 或婴儿剩余小肠＜10 cm)；广泛性黏膜病导致的严重吸收不良病，如微绒毛包涵体病、绒毛状肠病；消化道动力障碍，如慢性假性肠梗阻、内脏神经病变、消化道神经节细胞缺如(Hirschsprung 病)。②无法耐受的肠外营养，如即将发生的或已经发生的肝损害或肝功能衰竭；多个部位的中心静脉血栓；每年 2 次或 2 次以上全身脓毒症需要住院治疗，导管相关性血流感染，脓毒症休克或出现急性呼吸窘迫综合征；行家庭肠外营养(HPN)后经常出现脱水。③放射性损伤。④难以控制的分泌性腹泻。⑤自身免疫性肠炎。⑥先天性消化道畸形，如肠裂、先天性小肠闭锁。⑦局限性硬纤维瘤。⑧多发性息肉病，如Gardner 综合征。⑨其他，如完全的门静脉-肠系膜静脉血栓形成，"冰冻腹腔"。

(二)小肠移植的禁忌证

小肠移植的绝对禁忌证包括：①有广泛转移征象或无法切除的恶性肿瘤。②尚未控制的全身严重感染，或感染合并多脏器功能障碍。③活动期结核病。④先天性或获得性免疫缺陷病。⑤严重心、肺功能障碍。⑥严重凝血功能障碍。⑦肝、肾衰竭(器官联合移植除外)。⑧严重神经系统疾病。⑨主要大血管病变，如腹主动脉瘤、腹主动脉或下腔静脉血栓形成。⑩伴有多系统的自身免疫性疾病。⑪静脉通道丧失，无法保证移植术后 6 个月静脉通道通畅。⑫尚未控制的精神病及严重心理障碍。⑬已证明医疗依从性极差，预计无法完成术后免疫抑制治疗和排斥监测。

相对禁忌证包括：①已无法建立静脉通道。②老年患者，年龄大于 65 岁。③癌前病变或过去 5 年内有癌症病史。④极度营养不良。⑤酗酒、药瘾，经治疗不足 6 个月或治疗 6 个月以上不缓解。⑥缺少家庭支持（术后依从性差）。

三、成人小肠移植的手术方式

小肠移植手术方式主要包括 3 类：①单纯小肠移植，即移植物中仅含小肠；②肝小肠联合移植，移植物中包含小肠和肝脏；③腹腔多器官联合移植，移植器官包括胃、胰、十二指肠、小肠、肝脏（不带肝脏的腹腔多器官联合移植又称为改良的腹腔多器官联合移植）。

（一）单纯小肠移植

单纯小肠移植原则上是简单的外科手术，为静脉通路有问题且没有不可逆转肝病证据的患者提供了一种解决方案。它的理论优势是，如果有必要，移植物可以被移除，患者可以回到肠外营养支持。以肠系膜上动脉（SMA）与狭窄的主动脉壁补片（Carrel 补片）和肠系膜上静脉（SMV）/门静脉近端（PV）为基础，从供体获得移植物，移植物放置在腹腔内，通过将 SMA 开口周围狭窄的主动脉壁补片与受体的主动脉前壁吻合来进行血运重建。SMV/PV 与受体门静脉右侧吻合，移动十二指肠和胰头，可在十二指肠上缘上方胆管后方吻合，或者更简单地，在与主动脉吻合的同一水平上与下腔静脉（IVC）的前表面吻合。前者的技术要求更高，但确实提供了通过门静脉系统恢复肠道生理引流的功能。在实践中，后一种在技术上更容易，而且严重并发症较少。肠的连续性是通过对剩余的受体肠行近端吻合术和远端回肠吻合术来恢复的。移植物也可以从活体供者的 SMA 和 SMV 远端获得，切除供者大约三分之一的小肠，并将移植物与主动脉和下腔静脉吻合，方法与身体移植物相同。

具体的手术方式包括受者移植前准备、血管重建和消化道重建几个重要步骤。操作方法和程序：①麻醉，采用气管内插管全麻；②腹部正中切口；③移植肠动脉血管重建，供肠的肠系膜上动脉直接或通过供者的血管移植物与受者的肾下腹主动脉行端-侧吻合；④移植肠静脉血管重建，供肠的肠系膜上静脉直接或通过供者的血管移植物与受者的门静脉或肠系膜上静脉行端-端或端-侧吻合，也可与肾下段下腔静脉行端-侧吻合；⑤血管吻合时先吻合静脉，开始血管吻合时，从动脉缓慢灌注 4 ℃的血浆或 5％白蛋白，以置换移植肠血管床中的 UW 保存液，并保持供肠低温状态；⑥移植肠消化道重建，移植肠近侧与受者残存消化道近侧（十二指肠、空肠等）吻合，移植肠远侧与受者残存消化道远侧（如回肠、结肠）吻合；⑦将移植肠末端拖出造口，用于观察；⑧在移植肠近侧放置营养管，以备术后早期开始肠内营养支持和给药治疗，在进行单独小肠移植时，血管开放前应在低温保护下操作供肠，避免在体内复温时发生二次热缺血。当遇到动脉管腔内有粥样硬化斑块时，应尽量予以清除。术中应保持血压平稳，开放移植肠血流前应纠正低血压，注意防止高钾血症引起的心律失常。术中可行胆囊切除术或胆囊造口术，以防止术后静脉营养或药物导致胆汁淤积，引发急性胆囊炎。移植肠末端腹壁拖出造口的移植肠在腹腔内不能呈锐角，否则移植术后肠镜无法到达移植肠和受者残存消化道远端的吻合口，不能发挥监测排斥反应的观察作用。如移植术后存在腹腔容积不足问题时，不能强行关腹，否则会发生腹腔间隙综合征，可采用仅缝合皮肤及皮下组织，或应用人工修补材料方法关腹。

(二)肝小肠联合移植

肝小肠联合移植主要应用于存在不可逆转的肝损伤的情况，并且在儿童病例中得到了更普遍的应用。儿童肠外营养支持相关的肝病比成年人更为严重及常见。切除肝脏将使上腹部器官(通常是胃、十二指肠、胰和脾)没有任何静脉引流，除非剩余的门静脉(在切除病变肝脏时已被分割)与下腔静脉吻合，在肝/肠移植物的门静脉上形成门腔分流或背驮式分流。肝脏的胆汁引流可以通过直接吻合剩余的胆管或从移植的肠道形成 Roux 环来恢复(与传统肝移植中的胆道引流方案相同)。有相关研究进行肝、肠、十二指肠和胰头的复合移植物(胰腺被分成门静脉/SMV 线)移植，它包括了所有供体胆管，避免了额外的胆道吻合术，并消除了胆漏或吻合口狭窄的风险。移植物的血管重建将涉及：肝下腔静脉流出的吻合，采用经典的原位肝移植方式或者背驮式技术(或腔静脉吻合术)；与受体主动脉的动脉吻合，通常涉及供体髂动脉或供体主动脉的管道与供体血管补片的吻合，包括腹腔轴和 SMA。

具体的手术方式包括非整块肝脏、小肠联合移植和整块肝脏、小肠联合移植两种方式。非整块肝脏、小肠联合移植是同一供者的肝、小肠移植物分别作为独立的移植物在同一个手术中分别完成一个标准的肝移植和一个标准的小肠移植。整块肝脏、小肠联合移植有两种方式：一种是包括十二指肠和胰头的肝小肠整块联合移植；另一种是由前者发展而来的包括肝、小肠、十二指肠及整个胰腺的肝小肠联合移植。以包括十二指肠及胰头的肝小肠联合移植为例，步骤为：①麻醉，采用气管内插管全麻；②腹部正中切口，必要时腹部做大"十"字切口；③分离腹腔粘连，切除已失去功能的残存小肠和结肠；④解剖出肾下腹主动脉，将供者的胸降主动脉的远侧段端-侧吻合于肾下腹主动脉作架桥用；⑤游离出自体门静脉并横断，将自体门静脉远端与下腔静脉端-侧吻合，以建立门-腔分流道；⑥切除病肝；⑦以背驮式或改良背驮式进行供肝下腔静脉回流的重建；⑧供者修整过程中，已将供者胸降主动脉近侧段吻合于含供者腹腔干和肠系膜上动脉的腹主动脉的 Carrel 片，此时端-端吻合架桥用的胸降主动脉的远、近端，通过架桥血管将供者的腹腔干和肠系膜上动脉与受者肾下腹主动脉相连；⑨移植肠消化道重建，移植肠近侧与受者残存消化道近侧（十二指肠、空肠等）吻合，移植肠远侧与受者残存消化道远侧（如回肠、结肠）吻合；⑩将移植肠末端拖出造口，用于观察；⑪移植肠近侧插管，以备术后早期开始肠内营养支持和给药治疗。

（三）腹腔多器官联合移植

多脏器移植为腹内大的硬纤维瘤或其他广泛的疾病提供了一种选择，可能需要切除大部分甚至全部的腹腔内器官。这种移植物可能涉及多种器官，通常包括肝、胃、胰、十二指肠和小肠。切除脾脏以避免免疫后遗症，如果有必要，还可以切除肾脏。所需的血管重建将取决于移植物的性质，但通常可以通过替换受体下腔静脉的一段（如果移植肾也包括肾，右肾静脉的引流也可以包括在内）和供体主动脉的一段，包括腹腔轴和 SMA（如果需要，还可以为原位肾移植的右肾动脉），或者简单地将主动脉补片吻合到主动脉前部以供动脉血流入。

目前，包括胃、十二指肠、胰、肝、小肠的腹腔多器官联合移植取代肝小肠联合移植的趋势越来越明显。受者手术分两个阶段：第一阶段是切除腹腔内的脏器，同时行供者的胸降主动脉的远侧端与受者肾下腹主动脉端-侧吻合架桥用；第二阶段是多器官联合移植，血管重建包括通过吻合供者的胸降主动脉的远近端，从而使移植脏器通过胸主动脉血管移植物与受者肾下腹主动脉吻合，静脉通过背驮式或传统肝移植方式行移植脏器的肝后腔静脉与受者的下腔静脉吻合。消化道重建为移植胃与自体残胃吻合，移植肠远侧与受者的直肠或乙状结肠吻合，移植肠末端拖出腹壁造口作观察窗用。步骤：①麻醉，采用气管内插管全麻；②腹部做大"十"字切口；③分离腹腔粘连，切除已失去功能的残存小肠和结肠；④切除受者脾脏，充分游离受者胰及十二指肠后方；⑤切除远侧大部胃，残留贲门下方近侧少量残胃，以备与供者胃做吻合用；⑥解剖出肾下腹主动脉，将供者的胸降主动脉的远侧段端-侧吻合于肾下腹主动脉，用于架桥；⑦尽量游离病肝的第二肝门及第三肝门；⑧快速切除已基本分离的胰、十二指肠；⑨快速切除病肝；⑩以背驮式或改良背驮式进行供肝下腔静脉回流的重建；⑪在供者修整过程中，已将供者胸降主动脉近侧段吻合于含供者腹腔干和肠系膜上动脉的腹主动脉的 Carrel 片，此时端-端吻合架桥用的是胸降主动脉的远、近端。通过架桥血管，将供者的腹腔干和肠系膜上动脉与受者肾下腹主动脉相连；⑫移植肠消化道重建，移植胃与自体残胃做侧-侧吻合，移植肠远侧与受者残存消化道远侧（如回肠、结肠）吻合；⑬移植肠幽门成形术；⑭将移植肠末端拖出造口，用于观察；⑮移植肠近侧插管，以备术后早期开始肠内营养支持和给药用。

（四）改良的腹腔多器官联合移植

改良的腹腔多器官联合移植作为腹腔多器官移植的一种特殊手术方式，有其特别的定义和手术适应证。改良的腹腔多器官移植被定义为包含胃、胰、十二指肠和小肠的 4 个腹腔器官以整块和一串共用血管通道方式移植，但移植不包含肝脏。其原则是移植的这 4 个器官作为一个整体，拥有共同的动脉供血通道和静脉流出通道。由于食管黏膜鳞状上皮细胞和胃肠道黏膜腺上皮细胞组织学类型不同，且全部或大部切除结肠不影响患者的生存，因此，改良的腹腔多器官移植实质是食管以下的全消化道移植（全胃肠道移植）。根据适应证的不同，改良的腹腔多器官联合移植分为两种：一类适应证为假性肠梗阻，是由消化道的神经或肌肉病变所致，其手术方式为胃、胰、十二指肠和小肠整块移植，而受者自体的肝、十二指肠、胰和脾保留；另一类适应证为广泛的全消化道严重息肉病和广泛的严重的克罗恩病，其手术方式为胃、胰、十二指肠和小肠整块移植，而保留受者自体的肝、脾。

具体的手术方式、步骤参考多器官联合移植手术方式相关著作。

四、器官捐献供者供小肠的选择

(一)脑死亡器官捐献供者

脑死亡供器官指由脑死亡后的器官捐献者捐献的供器官。脑死亡供者一旦确定，需进行一系列呼吸循环支持，尽量减轻对供移植器官的损害，直到允许获取器官。

(二)心脏死亡器官捐献供者

心脏死亡器官捐献指来源于循环停止导致死亡后进行的器官捐献，一般情况下，包括小肠在内的供者的移植器官热缺血时间不超过 10 分钟。

(三)亲属活体器官捐献供者

亲属活体供者供小肠必须遵照《人体器官移植条例》，必须完全符合以下 5 项条件：①年满 18 岁。②完全自愿、无偿，且不受任何压力、强迫或利诱。③具有完全民事行为能力。④完全知情，完全清楚切除一段供小肠后可能遇到的风险。⑤符合医学选择标准。

(四)器官捐献供者供小肠的禁忌证

器官捐献供者供小肠绝对禁忌证包括：肠系膜血管病变者；恶性肿瘤；严重腹腔创伤；未经控制或治疗的败血症；未知感染源的败血症；先天性或获得性免疫缺陷病；活动期梅毒、结核病。如果是亲属活体器官捐献，绝对禁忌证包括：严重认知障碍、无能力表达是否同意的意愿；有明显精神疾患；高血压导致器官损害；病理性肥胖（BMI$>$35 kg/m^2）；严重糖尿病、精神系统疾病、营养不良和小肠血管畸形或病变；确诊的炎症性肠病和家族性息肉病等。

相对禁忌证包括：年龄$>$65 岁；乙肝和丙肝血清学阳性；严重内科疾病；

严重的大血管畸形或病变；免疫学选择。若供体活者为亲属，相对禁忌证包括：血管粥样硬化；肥胖（BMI＞30 kg/m²）；营养不良；轻度肠道畸形等。

五、小肠移植术后并发症

（一）小肠移植术后外科并发症

1. 血管吻合并发症

血管吻合并发症主要是动、静脉血栓形成。由于小肠移植需要架桥血管，故血管吻合并发症并非罕见。

动脉血栓主要由插管致动脉内膜损伤、吻合口两动脉口径相差较大、排斥反应、感染、供者年龄过大或者近 1 年有过心血管病史及术者血管吻合技术不佳导致。术后早期动脉血栓主要表现为移植小肠坏死，同时合并有肠道坏疽、中毒性休克、发热。早期动脉血栓可以在术中发现，如果移植小肠色泽改变及动脉搏动减弱或消失，应考虑动脉血栓形成。术后早期动脉血栓形成可以在术中纠正不佳的血管吻合，如果有血栓形成或栓塞则可以考虑行血栓摘除术，术中摘除血栓可挽救 70% 的移植小肠。术后晚期动脉血栓主要表现为移植小肠缺血坏死、肠道造口有血性分泌物流出，移植小肠造口处肠黏膜苍白、坏死，腹腔冲洗液呈血性。晚期动脉血栓形成需要与移植小肠缺血再灌注损伤、排斥反应相区别，血管多普勒超声、CTA 及血管造影是敏感而有效的诊断方法。对术后晚期出现的动脉血栓形成和栓塞，切除移植小肠是唯一能够挽救受者生命的治疗方法。

静脉血栓主要由于供肠的肠系膜上静脉长度不够，与受者的门静脉或下腔静脉吻合张力较大，因而供肠应保留肠系膜上静脉及门静脉，供肠的门静脉与受者的门静脉端-侧吻合，这样势必延长移植小肠的静脉长度，同时腹腔容积减少，移植的小肠进一步减少腹腔容积，术后易发生静脉扭曲，致血流不畅，进而发生静脉血栓；血管吻合技术不佳是导致静脉血栓形成和静脉栓塞的另一个重要原因；继发于其他并发症，如吻合口周围感染、血肿压迫或血肿机化、排斥反应、供肠保存不佳及静脉血回流不畅，易发生血栓形成；供者静脉特别是门静脉缺血，易造成静脉损伤，形成血栓。早期静脉血栓形成表现为移植小肠淤血、张力高，肠壁呈青紫色，肠腔内有大量血性渗出液。术中发现静脉血栓形成或静脉扭曲，应于术中取栓或纠正扭曲静脉。术后晚期静脉血栓有时容易与移植物功能丧失或缺血再灌注损伤混淆，根据临床表现也不难诊断，多普勒超声、CTV 和血管造影均有助于诊断。如果高度怀疑静脉血栓形成，应尽早剖腹探查，既可以早期诊断，又可以尽早治疗，切除无功能的移植小肠以挽救受者生命。术后晚期出现的静脉血栓形成多需要切除移植物以保全受者生命。

2. 腹腔出血

腹腔出血主要由肠系膜血管结扎不妥善引起，受者剥离广泛，剖面渗血，移植小肠自发性破裂、动静脉破裂和移植小肠吻合口出血等导致。腹腔出血，在术后出血量较小时仅表现为引流管引流出血性液体增加，严重者出现腹痛、腹胀或腹膜刺激症状，更严重者则表现为急性失血性休克征象，依据病史和临床表现不难诊断。少量腹腔出血时，在严密观察下给予止血药物等；出血量较大且非手术难以控制时，应紧急行手术探查，根据病因予以处理。

3. 肠道吻合口漏

出现肠道吻合口漏的原因主要为：移植小肠缺血性损伤，再灌注损伤时进一步加重移植小肠和原小肠的组织损伤，影响肠道愈合能力；同时，移植小肠肠袢两端血供较差，特别是伴有结肠移植时，结肠血供更差，因此移植小肠或结肠与原肠道吻合处容易发生吻合口漏；其次是大剂量激素的使用也可导致吻合口漏；另外，小肠移植受者多存在营养不良，影响组织愈合，其主要表现为腹腔引流管有肠液或胆汁流出，基本可以确诊肠道吻合口漏。小肠移植的受者由于应用免疫抑制剂易发生腹腔感染，不易局限。发现吻合口漏首选在 CT 或超声引导下经皮穿刺引流，严重腹腔感染需要再次剖腹放置主动引流管，必要时行肠造口，如果同时合并腹腔间室综合征，仅关闭腹部皮肤或腹腔开放即可。

（二）感染

感染性并发症是小肠移植术后最常见的并发症。术后发生脓毒症的前驱临床表现通常很轻，但进展非常迅速，这通常是手术中最具挑战性的部分。急性排斥首先表现为黏膜屏障破坏和细菌异/移位引起的感染，导致复杂的临床表现。由于小肠的高免疫原性和移植术后高发的排斥反应，小肠移植患者需要更强的免疫抑制治疗来防治排斥反应。此外，小肠移植患者还常常因为术后并发症需要再次接受手术治疗。这些因素都增加了小肠移植术后感染的风险。几乎所有的患者在移植后都会经历至少一次感染。据统计，在移植术后的半年内，近 90% 的患者会发生一次细菌感染，大约 61% 的患者会发生一次血流感染。仅在移植术后的 1 个月内，感染的发生率就达到 58%～80%。在导致小肠移植患者死亡的诸多原因之中，感染排在第一位。

肠衰竭患者在接受小肠移植手术之前往往存在诸多导致感染的危险因素，或已经存在感染和潜伏感染。肠衰竭患者经常由于多种并发症需要频繁或长期住院治疗，甚至多次接受手术，这将增加患者接触医源性病原体的机会，导致医源性感染的发生。肠外瘘或手术造瘘在肠衰竭患者中很常见，而这会引起肠源性微生物在肠道外的定植。合并腹腔感染的肠外瘘患者常需要广谱抗生素治疗，且往往由于反复感染或感染灶引流不充分而延长疗程，使多重耐药菌定植和感染的风险增加。肠衰竭患者需要通过深静脉导管接受肠外营养支持，这又会增加导管相关血流感染（CRBSI）的风险。此外，肠衰竭患者常合并营养不良，这会削弱患者的免疫能力，进而增加感染的风险。部分长期接受肠外营养的患者会出现胆汁淤积性肝病，这也会影响患者的免疫功能，使其易于发生感染。

小肠移植的术后感染具有自身的特点，与其他实体器官移植有所不同。下面以术后 6 周为界，分两个阶段描述小肠移植术后的感染性并发症。术后 6 周以内的感染称之为"术后早期感染"，多为医源性感染；术后 6 周以上的感染称之为"术后远期感染"，机会性感染所占的比重增加。

1. 术后早期感染

术后 6 周内最常见的感染包括血流感染、腹腔感染、呼吸道感染、手术部位感染和尿路感染，主要致病原为细菌和真菌。细菌感染尤为常见，在术后 1 个月内可有 58% 的患者发生细菌感染，术后 2 个月内的感染比例可增至 80%。而到了术后 6 个月以上，每月的细菌感染发生率可降至 3%。首次细菌感染的发生时间常常较早，中位时间为术后 9～11 天。

血流感染是最常见的医源性感染，占术后早期细菌感染的 26%～59%，主要的病原菌是革兰氏阳性球菌，其次为革兰氏阴性杆菌，还有一部分念珠菌。腹腔感染在术后早期阶段同样常见，表现为腹腔脓肿、感染性腹腔积液和腹膜炎，占该时期细菌感染的 13%～37%，常见的致病菌为肠道来源，包括铜绿假单胞菌、肠球菌、阴沟肠杆菌、大肠杆菌。呼吸道感染占细菌感染的 14%～17%，常见的致病菌包括铜绿假单胞菌、肺炎克雷伯菌、大肠杆菌、鲍曼不动杆菌和金黄色葡萄球菌。手术部位感染占细菌感染的 9%～17%，致病菌多为肠道来源的革兰氏阴性菌。尿路感染占细菌感染的 15%～17%。同时，相关研究发现多重耐药菌感染在术后早期细菌感染的比例较高，因此，当小肠移植患者发生术后早期感染时，移植医生可根据各自机构监测的细菌耐药特点，经验性使用覆盖多重耐药菌的抗生素。

2. 术后远期感染

术后 6 周以上最常见的感染包括病毒感染、真菌感染及其他感染。

小肠移植术后移植肠的细菌和病毒感染的总发病率可达 39%，其中 2/3 为病毒感染所致。发生在术后 6 周以上的病毒感染大多引起病毒性肠炎，致病源包括巨细胞病毒（cytomegalo virus，CMV）、EB 病毒（Epstein-Barr virus，EBV）、腺病毒、诺如病毒和轮状病毒。病毒性肠炎在儿童患者当中较成人更为多见，其严重程度与免疫抑制的强度有关。轻症感染发生于低强度免疫抑制的条件下，严重的感染则在高强度免疫抑制的情况下出现。所以，免疫抑制药物减量是病毒性肠炎的一项重要治疗措施。病毒性肠炎和移植肠排斥反应在临床表现上常常难以区分，而其治疗的方向又截然相反。病毒感染的治疗需要降低免疫抑制强度，移植肠排斥反应的治疗则需要加强免疫抑制。因此，正确鉴别病毒感染和排斥反应至关重要。内镜检查和病理活检有助于鉴别病毒性肠炎和排斥反应。排斥反应的内镜下表现为黏膜表面粗糙伴局灶性糜烂，病理活检的特点为隐窝细胞凋亡，通常不累及表面的上皮，这是和病毒感染的不同之处。病毒感染的治疗主要为：对腺病毒感染应进行支持治疗、免疫抑制药物减量和使用抗病毒药，如西多福韦；由于轮状病毒感染常表现为突发的水样腹泻，导致机体严重脱水，因此静脉液体复苏支持治疗尤为重要；对诺如病毒感染应进行支持治疗和免疫抑制药物减量；对 CMV 感染应口服缬更昔洛韦或静脉注射更昔洛韦，CMV 免疫球蛋白也常常使用。

真菌感染常为院内获得性感染，主要致病原有念珠菌和曲霉菌两种，据报道，其发病率约为 25%。小肠移植患者发生念珠菌感染的危险因素包括中心静脉导管、肠外营养、广谱抗生素治疗、免疫抑制诱导治疗、排斥反应、肠吻合口漏、腹腔积液、多次手术和腹腔多脏器移植。临床上感染部位有血流感染、腹腔感染、尿路感染和呼吸道感染，前两种更为多见。小肠移植后侵袭性真菌感染的患者中，念珠菌是最常见的病原菌，其病死率可以高达 40%。与实体器官移植术后 3 个月出现念珠菌感染不同，小肠移植念珠菌感染出现得更晚。有研究发现，近 80% 的念珠菌血症在移植术后 6 个月左右出现，同时大约 70% 的小肠移植患者在术后 1 年内会发生真菌血症。当出现念珠菌血症时，应拔除中心静脉导管，并使用抗真菌药物至少 2 周时间，直到血培养转为阴性。因此术后早期使用预防性抗真菌治疗尤为重要，有的移植中心预防性抗真菌治疗会达到术后 4 周，在有持续的肠黏膜损伤或发生排斥反应的情况下，疗程会进一步延长。在免疫抑制的人群中，小肠移植患者曲霉菌感染最常见的感染部位是肺脏，感染症状有发热、咳嗽、胸痛和气短。如果感染波及血管，则会导致组织坏死，最后引起肺部空洞和咯血。感染波及中枢神经系统也较为常见。虽然侵袭性曲霉菌感染发生率低，但是死亡率很高，最重要的危险因素有高强度的免疫抑制，合并影响免疫系统的病毒感染，如 CMV。在没有获得组织侵犯的病理学证据时，很难对侵袭性曲霉菌感染做出确定诊断。曲霉菌感染的治疗可以使用伏立康唑。

有少数文献报告了小肠移植术后其他类型的感染，如播散性弓形虫病、卡氏肺囊虫病。另外，胃肠道感染也有少数文献报道隐孢子虫、贝氏等孢球虫导致的感染。还有一些少见的真菌感染，如隐球菌脑膜炎。

3. 预防

虽然对于小肠移植术后感染的预防各个移植中心的方案不尽相同，但是原则与其他实体器官移植基本相似。预防围手术期细菌感染需要选择具有抗革兰氏阴性菌和厌氧菌活性的药物，疗程 3～7 天不等；预防真菌感染的药物可以选择氟康唑、伏立康唑、两性霉素 B 脂质体等；预防 CMV 和其他疱疹病毒感染通常使用更昔洛韦；虽然卡氏肺囊虫病在小肠移植患者中很少发生，通常仍使用复方磺胺甲噁唑预防感染，疗程至少 6 个月。

（三）排斥反应

排斥反应是受者对同种异体小肠移植物抗原发生的细胞或（和）体液免疫反应，是小肠移植的主要并发症之一，是导致术后移植肠丢失的首要原因，也是导致术后患者死亡的第二大原因。小肠移植具有不同于其他实体器官移植的特点：小肠的肠系膜淋巴结、派尔集合淋巴结及黏膜固有层含有大量的淋巴组织；肠腔内含有大量的微生物；肠上皮细胞高度表达 II 类组织抗原。因此，小肠移植的排斥反应较其他实体器官移植严重。此外，随着排斥反应的发展，肠黏膜上皮的完整性破坏会使得肠道细菌移位，进一步引起全身性感染。排斥反应还会影响肠黏膜对抗排斥药物的吸收，对排斥反应的控制同样不利。然而，与肝、肾移植不同，小肠移植的急性排斥反应的诊断缺乏可靠的血清学诊断指标，主要依靠临床观察、内窥镜检查以及内窥镜指导下的肠黏膜活检后的病理学诊断。要在短时间内马上鉴别是感染还是排斥反应，目前尚存在一定困难。肠黏膜活检仍然是诊断排斥反应的金标准。目前大部分小肠移植均采用分期恢复肠道连续性的术式，该术式早期将移植肠两端置于腹壁外，留置小肠造口，便于直接观察移植肠管颜色以及肠液分泌，加之小肠移植急性排斥反应绝大多数发生于术后近期（30 天左右），正好可以利用这一小肠造口进行内窥镜观察，因此，移植术后留置的小肠造口成为小肠移植术后肉眼监测、内窥镜检查以及进一步活检进行病理性诊断急性排斥反应的最佳手段。

按照病程和发生机制，排斥反应可分为超急性排斥反应（hyperacute rejection）、加速性急性排斥反应（accelerated acute rejection）、急性体液性排斥反应（acute antibody mediated rejection，ABMR）、急性细胞性排斥反应（acute cell mediated rejection，ACMR）和慢性排斥反应。其中超急性排斥反应、加速性急性排斥反应和急性体液性排斥反应均为体液免疫机制介导，属于抗体介导的排斥反应（antibody-mediated rejection，AMR）。慢性排斥反应是移植后的远期并发症，常常于反复发生急性排斥反应之后出现。

1. 超急性排斥反应和加速性急性排斥反应

超急性排斥反应和加速性急性排斥反应发生在移植肠暴露于高水平供体特异性抗体的情况下，前者发生于移植肠再灌注后数分钟至数小时内，后者则于数天内出现，即患者体内预先存在针对移植肠的特异性抗体，移植肠血流开通后，抗体即与移植肠血管内皮的相应抗原结合，引起一系列免疫反应，导致血管内皮损伤、血栓形成、移植肠缺血，甚至移植肠丢失，但是发生率较低。超急性排斥反应发生时，肉眼可见移植肠颜色变暗、显著充血，在显微镜下，可见广泛的黏膜充血、坏死和中性粒细胞浸润，常累及肠壁全层。有些患者通过积极的治疗，可以使超急性排斥反应得以逆转，移植肠恢复正常的结构和功能。术中发生超急性排斥反应，可通过给予 3 剂阿仑单体（CD52 单抗）、2 剂利妥昔单抗、增加他克莫司剂量以及血浆置换进行救治。加速性急性排斥反应的程度较超急性排斥反应轻。

2. 急性体液性排斥反应（ABMR）

ABMR 免疫攻击的靶细胞是移植肠血管的内皮细胞，多发生在小肠移植术后早期，以移植肠血管血栓和间质出血为主要表现，故又称急性血管性排斥反应。ABMR 发生率低，但后果严重。

对于 ABMR 的诊断主要通过临床征象、纤维肠镜、病理活检和免疫组化等。临床征象：患者术中或术后移植肠血管开放复流后，色泽由红润转为暗紫色，能排除缺血再灌注损伤、血管吻合技术并发症或一些外科技术的并发症等；通过纤维肠镜、多普勒超声、CTA 和血管造影排除腹壁造口导致供血不足或回流不畅等外科技术并发症和血管吻合技术并发症。行病理活检，移植肠切除标本，可获得移植肠全层组织和肠系膜血管，其病理检查诊断价值较大，急性体液性排斥反应典型的病理改变为黏膜组织严重充血、小血管内炎症细胞聚积、血管内纤维素和血小板沉积、管腔内有不同程度血栓形成、伴有灶性出血、动脉壁纤维蛋白样坏死，按严重程度可分为 4 级（0 级：无血管改变；1 级：血管轻度病变，少量血管可见炎症细胞聚积；2 级：血管中度病变，50% 以上血管可见炎症细胞聚积；3 级：发生血管透壁性炎细胞浸润的严重病变，伴有部分血管坏死或纤维素沉积），免疫组化检测移植肠血管内膜 C4d 沉积可进一步明确诊断，虽然其意义亦未明确，但仍建议每例小肠黏膜活检组织均进行 C4d 染色，黏膜固有层内多数毛细血管内皮 C4d 阳性的情况下考虑提示 ABMR，同时参考供体特异性抗体（donor specific antibody，DSA）检测结果以明确诊断。总体而言，移植小肠 ABMR 的诊断是综合诊断，必须包括肠镜下小肠黏膜肉眼可见的黏膜表现异常、病理活检中相应的病理学改变及其 C4d 在多数固有层毛细血管内皮的弥漫性阳性和 DSA 抗体水平升高 3 个方面的依据。

早期、及时、积极的治疗可以使急性体液性排斥反应完全治愈，但 2~3 级急性体液性排斥反应受者移植物切除率和死亡率非常高。对 ABMR 主要使用大剂量激素冲击治疗，抗胸腺细胞球蛋白治疗，硼替佐米联合早期血浆置换，抗凝治疗，广谱抗生素及抗病毒药物治疗，停止肠内营养或口服饮食，给予肠外营养支持。

3. 急性细胞性排斥反应（ACMR）

ACMR 免疫攻击的靶细胞是移植肠黏膜上皮细胞，临床发生率较高，其监测、诊断和治疗是小肠移植术后主要的工作。文献报道第一次排斥反应发生在术后第 1 个月占 63.4%，术后前 3 个月占 82.4%。

对于 ACMR 的诊断主要通过临床征象、内窥镜检查和病理活检等。

(1)临床征象：腹胀、腹痛、腹泻、发热、肠造口黏膜色泽改变，肠液大量增加，也可无征象；严重者可有移植肠梗阻的症状和体征，发生黏膜坏死而出血、感染性休克。

(2)内窥镜检查：黏膜水肿、红斑、组织脆、局灶性溃疡，严重者为黏膜广泛溃疡、黏膜坏死脱落、肠蠕动消失。

(3)病理活检：第 13 届国际小肠移植会议提出了移植小肠急性排斥反应病理诊断标准及其分级，包括：① 无急性排斥反应依据（no evidence of acute rejection-Grade 0），即移植小肠黏膜活检标本中没有明显炎症浸润和隐窝上皮损伤，黏膜组织结构正常。②可疑的或不确定的急性排斥反应（indeterminate for acute rejection-Grade IND），即病理学上具备了急性排斥反应的 4 种基本的形态学特征（移植小肠黏膜固有层内炎性细胞浸润、黏膜结构改变、黏膜上皮和隐窝上皮损伤、隐窝上皮细胞凋亡），但黏膜上皮层通常保持完整，炎症反应非常轻微且局限，可以出现少许但程度较轻的隐窝上皮损伤，隐窝细胞凋亡数量增加但一般不超过 6/10 个隐窝。③轻度急性排斥反应（acute rejection，mild-Grade 1），主要表现为移植小肠黏膜固有层内有局灶性的、少数的、以淋巴细胞为主的炎性细胞浸润，炎性细胞浸润可围绕在黏膜固有层内的腺体和滋养小血管周围呈围管状浸润；黏膜上皮完整，但黏膜隐窝上皮出现损伤的表现，包括杯状细胞数量减少，提示黏液分泌衰竭、上皮细胞高度变矮、胞质嗜酸性改变、细胞核增大深染、黏膜上皮层内炎性细胞浸润、隐窝上皮细胞凋亡数目增加（可以超过 6/10 个隐窝）。④中度急性排斥反应（acute rejection，moderate-Grade 2），较上述轻度急性排斥反应的隐窝损伤更为严重，黏膜固有层内间质明显水肿、毛细血管淤血并可见固有层内混合性炎性细胞浸润，有时可见黏膜下层的小动脉炎表现；因黏膜固有层水肿导致小肠绒毛出现肿胀、低平等显著变性，隐窝炎更为多见，隐窝上皮凋亡细胞多见，并常可见局灶性隐窝凋亡细胞聚集（confluent apoptosis）现象，即一个隐窝内可见≥2 个凋亡细胞；持续损伤者可见隐窝减少甚至逐渐消失，固有腺体数量减少，局部黏膜上皮糜烂，但尚未形成溃疡。⑤重度急性排斥反应（acute rejection，severe-Grade 3），病理学特征为严重的隐窝损伤和黏膜溃疡。随着排斥反应的持续损伤，小肠隐窝逐渐减少直到完全消失，残留隐窝上皮的凋亡数量不一。黏膜固有层内有大量的淋巴细胞和中性粒细胞的混合性浸润，炎症浸润累及黏膜全层，固有层或黏膜下层内小血管可呈血管炎表现。黏膜出现由糜烂至溃疡的不同程度缺损，严重者溃疡可深及黏膜下层，溃疡表面常有坏死脱落的黏膜上皮组织，大量炎性渗出物附着呈假膜，甚至黏膜结构消失，为增生的肉芽组织所取代，呈内镜下所谓的剥脱性排斥反应（exfoliative rejection）的表现。小肠黏膜活检的部位非常关键，如果仅取材到溃疡区域，则往往仅为坏死组织或肉芽组织，必要时需考虑再次活检。术后第1～2个月每周2～3次行肠镜指导下移植肠黏膜活检病理学检查，术后第4～6个月检查频次减为1次/周，术后第4～6个月减为1次/2周，其后减为1次/月。出现临床症状与体征或行抗排斥反应治疗时，每周2～3次。

对ACMR主要使用大剂量激素冲击治疗，增加肠道给药量，增加他克莫司血药浓度，抗胸腺细胞球蛋白治疗，预防细菌和病毒感染，肠镜随访，停止肠内营养或口服饮食，给予肠外营养支持。

4. 慢性排斥反应

大约15%的小肠移植患者会出现慢性排斥反应，多见于移植术完成数年后。移植小肠慢性排斥反应的危险因素主要包括反复的急性排斥反应、感染、缺血损伤（包括血栓栓塞和排斥反应导致的动脉内膜增生狭窄等）和肠蠕动减少（主要由于小肠神经离断所致）等。常见的表现有慢性营养吸收不良（大便增多、脂肪泻）、脱水、腹胀和腹痛。纤维内窥镜可见移植小肠黏膜由于肌层增生与纤维化而明显增厚，肠蠕动迟缓，黏膜色泽苍白，常可见溃疡，多次的黏膜活检可见纤维化逐渐加重。病理组织学上，黏膜层内小肠绒毛变短或消失，多数肠腺消失，残留的肠腺内可见淋巴细胞浸润，腺体上皮变性，核分裂象增多。黏膜固有层内不同程度的炎性浸润，纤维组织增生等，黏膜下层内不同程度的炎性浸润以及纤维化，严重的慢性排斥反应纤维化时可见黏膜下层肠道相关淋巴组织明显萎缩。慢性排斥反应还会导致肠管狭窄，引起反复的肠梗阻，甚至使肠管逐渐失去功能，最终常需切除移植肠。

（四）移植物抗宿主病

由于移植小肠含有大量具有免疫活性的淋巴组织，因此小肠移植术也可能发生移植物抗宿主病，受者的皮肤、小肠和肝脏是主要的靶器官。与单独小肠移植相比，肝小肠联合移植和腹腔多脏器联合移植更容易发生移植物抗宿主病（Graft versus host disease，GVHD），可能与其所含的淋巴组织更多有关。供体来源的淋巴细胞可植入受体骨髓，是难治性GVHD的发生机制之一，即使在移植肠被切除后仍能导致GVHD持续存在或者复发。2014年，美国NIH慢性GVHD诊断与分级共识中又评估并正式确立了标准，美国NIH规定慢性GVHD分为轻度、中度、重度三级。

GVHD的诊断主要基于临床表现，并由皮肤、口腔黏膜和胃肠道的病理活检证实。皮肤、胃肠道、肝脏等器官的损害表现各不相同，皮疹、腹泻、胆红素升高这一经典三联征强烈提示GVHD的诊断。一般皮肤病变是GVHD最常见的表现，且通常是首发症状。其他临床表现包括口腔或舌部病变、肛周皮疹或湿疹、腹泻、自体胃肠道溃疡、自体肝功异常和骨髓抑制。

目前激素治疗是急性和慢性 GVHD 的一线治疗方案，在激素治疗的同时，调整免疫抑制维持方案。降低免疫抑制强度可以促进受体免疫系统的成熟，以对抗移植物的免疫活性细胞，然而治疗效果有限；增加免疫抑制强度可以进一步抑制供体来源的免疫活性细胞，从而缓解 GVHD。激素耐药型 GVHD 的治疗很困难，几例病例报告中使用的二线药物有达利珠单抗、英夫利昔单抗、抗胸腺细胞球蛋白、阿伦单抗、利妥昔单抗和西罗莫司，但是 GVHD 只获得部分缓解。间充质干细胞和体外光化学疗法都是较新的治疗方法，但是在小肠移植发生移植物抗宿主病的患者中尚未广泛应用。

（五）移植后淋巴增生性疾病

移植后淋巴增生性疾病（post-transplant lymphoproliferative disorders, PTLD）是移植后的潜在致命性并发症之一，轻者为反应性多克隆淋巴样增生，重者为单克隆恶性淋巴瘤。同时，小肠移植 PTLD 的发病率远高于其他实体器官移植。小肠移植术后 PTLD 发生时间平均为术后第 9 个月（术后第 1 个月至第 5 年）。PTLD 发生的危险因素有儿童、小肠移植类型（多器官移植）、大剂量免疫抑制剂、EB 病毒血清阳性的供肠移植给 EBV 血清阴性受者。PTLD 临床表现为 40 ℃以上的高热，伴有肝脾肿大、腹水、腹痛、腹泻、血便、外周淋巴结病、扁桃体肿大等体征，血常规检查可见全血细胞减少、白细胞减少；颈部、胸部、腹部、盆腔 CT 有助于进一步明确诊断。

PTLD 的治疗方法主要有减少 25%～50% 的他克莫司剂量，维持血药浓度在 5～7 ng/mL；如免疫抑制维持方案中应用激素，则激素应减至最低维持剂量；应用利妥昔单抗等。

第二节 小肠移植的规范化围手术期治疗流程方案

一、小肠移植受者术前检查和准备

（一）一般准备

肠衰竭患者由于进行多次手术、长期肠外营养支持等情况，病史一般比较复杂。在移植手术前需要进行详细的病史询问、体格检查来明确患者目前的病情状况是否处于稳定期，导致肠衰竭的病因，目前的营养状况，残存消化道情况，肝、肾功能是否有损害，以及是否有潜在肺部、腹腔、深静脉、皮肤等的感染灶。受体病因需仔细询问，注意有无抗磷脂综合征、易栓症、房颤等；对供体仔细询问有无腹部手术史、消化道疾病史、营养不良、传染病、心脑血管病、糖尿病等病史。

（二）术前常规检验检查

术前常规检验检查项目包括以下几种。

（1）营养状态指标：身高、体重、体重指数（BMI）。

（2）检验项目：血型，血常规，C 反应蛋白，血肝、肾功能，血电解质，空腹血糖，凝血功能，血降钙素原，尿常规，大便/造口液常规及隐血，真菌 G 试验，人类白细胞抗原（HLA），群体反应性抗体（PRA），供体特异性抗体（donor specific antibodies，DSA），补体依赖性淋巴细胞毒试验（complement dependent cytotoxicity，CDC），抗巨细胞病毒（CMV）抗体（IgG 及 IgM），CMV-DNA，抗 EB 病毒抗体（EBV-IgG 及 EBV-IgM），EBV-DNA，乙型肝炎病毒（HBV）表面抗原，抗丙型肝炎病毒抗体，抗人类免疫缺陷病毒（HIV）抗体，快速血浆反应素（rapid plasma regain，RPR）试验。

（3）影像学检查：心电图、胸部 X 线正位片、腹部 CT 及 CT 血管造影（CTA）、全消化道钡餐造影（MRE）或小肠造影检查（CTE）。

（4）其他检查：当怀疑有肝脏疾病或受者出现明显的肠衰竭相关性肝损害时，推荐行肝脏活检术，术前对肝脏的评估一方面有助于全面了解受者术前的整体情况，另一方面有助于预测受者术后对药物的耐受性，并且对药物治疗方案有一定的指导作用，对于术前存在严重肠衰竭相关性肝损害的受者，可以考虑行肝肠联合移植。

（5）原发疾病相关的特殊检查：建议心电图异常或既往有心脏病病史的受者，进行心脏超声、24 小时动态心电图检查，必要时可行冠状动脉造影检查。既往有消化系统病变的受者，根据受者具体情况选择胃镜、结肠镜、小肠镜检查。既往吸烟或有支气管哮喘、COPD 等肺部疾病病史的受者，行肺功能检查。既往有血栓疾病的受者需要进一步完善血液系统检查以排除蛋白 S 缺乏导致的血栓，同时行血管造影检查，明确内脏血流情况。

（三）移植手术术前准备

术前三天开始给予消化道准备，既往口服抗生素甲硝唑、诺氟沙星目前已不做推荐，可视患者具体情况选择。另外，根据目前患者残存消化道情况，选用灌肠或口服泻药，如结肠基本完整可于术前连续三天使用生理盐水灌肠。

皮肤黏膜准备：受者术区毛发清除，但是注意避免皮肤黏膜损伤；术前三天使用皮肤消毒剂进行全身皮肤搓浴；此外，为便于术后清洁，建议术前剃除或剃短头部毛发。对于伴有腹腔引流管道或胃肠道造瘘管及减压管者，需注意清除管道或造口周围皮肤黏胶，可采用酒精缓慢涂搓，多次清洁去除，避免皮肤损害。

有深静脉导管者注意检查深静脉置管时间、置管皮肤处有无感染或血栓等，如果置管时间超过半年，伴或不伴有近期无明显原因的高热，或深静脉置管伴有血栓者，需暂缓手术并更换深静脉置管；另外，深静脉置管护理需特别注意避免交叉污染及感染。

术前备血，需常规准备同型洗涤红细胞及血浆，如术前凝血功能差，还需准备适量冷沉淀、血小板等成分血备用；有辐照条件者需对含有核细胞全血或成分血进行放射线辐照，以减少移植物抗宿主病的发生。

(四)移植术前免疫诱导治疗

一般术前 3 天给予利妥昔单抗注射液处置，术前一天使用兔抗人胸腺细胞免疫球蛋白(ATG)、免疫球蛋白及口服他克莫司(尽量利用残存肠道)。杀伤受者的 T/B 淋巴细胞，从而抑制细胞免疫及体液免疫功能，静脉注射免疫球蛋白可对体内存在的抗体进行吸附清除，减少移植术中急性及超急性排斥反应。另外，对于移植前受者存在高滴度供体特异性抗体者(DSA)，可提前给予利妥昔单抗处置；血型不合或相符的移植，如受者存在高滴度血型抗体者，术前需进行血浆置换及检测抗体是否下降。

二、器官捐献供肠切取术技术操作规范

(一)心脏死亡器官捐献供者小肠切取术

心脏死亡器官捐献供者小肠切取术为原位灌注、整块切取方法。整块切取的脏器包括肝、十二指肠、胰腺、脾脏、小肠、双侧肾脏及其输尿管。整块切取的腹腔脏器可经修整分成小肠、肝脏、双肾、带十二指肠的胰腺，分别进行相应的器官移植。供器官修整时，应同时将可能需要的架桥血管一并修整。

操作方法及程序：充分准备好各种手术器械和器官灌注保存液，在供者心跳停止前给予全身肝素化处置；取腰部垫高、仰卧位；常规消毒；铺无菌巾；腹部做大"十"字手术切口，纵切口上至剑突下、下至耻骨联合，横切口经脐至两侧腋中线；进腹后于腹腔内倒入大量屑冰，迅速将下腹部小肠褋推向右上方；打开后腹膜，游离肾下腹主动脉，经腹主动脉插管(导管为改制的 24 号气囊导尿管，顶端开口封闭，气囊以下导管侧壁做 2 或 3 个侧孔)，插入深度 16～18 cm，气囊位于腹主动脉腹腔干开口以上，注入 20 mL 生理盐水充盈气囊以堵塞腹主动脉近心端血供；经肠系膜下静脉插管，注入 0～4 ℃器官灌洗保存液；灌注门静脉系统，经下腔静脉置入引流管，导出血液和灌洗液；直线切割闭合器分别于幽门处离断胃，于回盲部近端离断回肠；整块切取肝、十二指肠、胰腺、脾、小肠、双侧肾脏及其输尿管，包括带腹腔干、肠系膜上动脉及肾动脉的一段腹主动脉，带肾静脉的一段下腔静脉；切取髂血管(包括髂总、髂内、髂外动、静脉)、颈部血管(包括颈总、颈内、颈外动、静脉以及锁骨下动、静脉)，以备器官移植(如

肝、胰、小肠移植）中所需。

（二）脑死亡器官捐献供者小肠切取术

脑死亡器官捐献供者小肠切取术不同于心脏死亡器官捐献供者小肠切取的方法，应先完全游离供肠和其他供移植器官，再灌洗、切取供移植器官，其目的是减少脏器损伤，减少热缺血时间。

操作方法及程序：脑死亡供者依赖设备维持正常心肺功能和血液循环；充分准备好各种手术器械和器官灌注保存液；取仰卧位，常规消毒，铺无菌巾；腹部做大"十"字手术切口，纵切口上至剑突下、下至耻骨联合，横切口经脐至两侧腋中线；进入腹膜后解剖，先游离出需插管的肾下腹主动脉、下腔静脉和肠系膜下静脉；应用直线切割闭合器于幽门处离断胃，于回盲部离断回肠，游离并切除结肠；游离肝周、肾周、脾、胰体尾及双侧输尿管；原位经腹主动脉插管整体灌注，经肠系膜下静脉插管灌注门静脉系统，经下腔静脉置管导出血液和灌洗液；整块切取肝、十二指肠、胰腺、脾、小肠、双侧肾脏及其输尿管，包括带腹腔干、肠系膜上动脉及肾动脉的一段腹主动脉，带肾静脉的一段下腔静脉；切取髂血管（包括髂总、髂内、髂外动、静脉）和颈部血管（包括颈总、颈内、颈外动、静脉以及锁骨下动、静脉），以备所需进行的器官移植中（如肝、胰、小肠移植）架桥用血管。

（三）亲属活体小肠切取术

无特殊麻醉处理，做腹正中切口，精确测量从屈氏韧带到回盲部的全部小肠长度，显露回肠血管弓，保留末端回肠 20 cm，量取远端回肠 150 cm（儿童）或200 cm（成人）小肠，再次测量残留小肠长度，确保残留小肠长度大于总长度的60%；根据术前肠系膜血管造影设计的供肠切取方案，仔细解剖游离回肠中远端的动脉及静脉主干，V 形修剪拟供肠段系膜，用无损伤血管夹试行阻断血管预定主干切断线，观察 20 min，若对预留肠管血供无影响，静脉注射肝素5000 U，用切割缝合器在近、远端切断小肠，将肝素化的供肠移出至冰水中，以 UW 液灌注至流出液清亮；完成供者消化道重建后关腹。近年来腹腔镜技术发展迅速，上述操作均可在腹腔镜下完成。

（四）供体小肠灌洗

在供体移植肠切取前即做好各项物品（包括一组血管外科手术器械）、灌洗液、人员准备；切取肠管后即刻转运至灌洗手术台，器官保存液立即输入移植肠动脉（记录时间至分秒），此时注意保持高压、持续灌注肠管、移植肠静脉流出通畅；灌注至移植肠管循环血管中血液流尽，器官保存液充盈，肠管均匀发白。仔细游离并移除移植肠动静脉周围脂肪组织，裸露出约 1 cm 血管待用。

(五)注意事项

(1)尽量缩短热缺血时间。

(2)根据术者的习惯和条件,胆囊灌洗可在脏器切取前原位灌洗或脏器切取后保存前灌洗。

(3)游离并切取整块腹腔脏器时须准确、迅速、轻柔,避免误伤需切取的脏器及整块脏器间的内部组织结构。

(4)国际上多个器官移植获取供者器官时通常由小肠移植团队主导获取;在国内因小肠移植团队较少,可由肝移植团队替代。

(5)对于血流动力学不稳定的供者,则需要采用心脏死亡器官捐献供者切取器官的方法,即先原位灌注,在完全冷灌注下整块切取供肠和其他器官。

(6)如果条件允许,应分别切取器官,并仔细解剖器官,仅保留动、静脉后,依次切除器官,切除顺序依次为小肠、肝、胰、肾脏。

(7)对于亲属活体供体移植,推荐按设定程序依次进行检查和筛选,一旦发现禁忌证(即不符合捐赠条件)时,立即终止其他检查,避免创伤性检查以及合理降低医疗费用。

三、供小肠修整术技术操作规范

器官捐献供者的腹腔器官整块切取后,进一步修整移植器官,以备进行相应的移植。

移植脏器的分离和修整应浸泡在 $0 \sim 4$ ℃的 UW 液中进行。沿所切取的移植物的腹主动脉背侧正中剪开,显露出腹腔干、肠系膜上动脉及左、右肾动脉的开口,确认没有动脉变异,在肾动脉与肠系膜上动脉开口之间劈开动脉袖片,暴露左、右肾静脉,于左肾静脉上缘横断下腔静脉,将双肾移植物与肝、胰腺、小肠和脾移植物各自分离,供肾获取组置入 $0 \sim 4$ ℃器官保存液中保存、转运或由肾移植医师按要求进行修整;不需胰腺移植者保留肠系膜上动脉开口周围的部分腹主动脉壁,解剖出肠系膜上动脉 $2 \sim 3$ cm 长,于腹腔干和肠系膜上动脉之间离断腹主动脉和下腔静脉,胰上缘离断门静脉、胆总管,将肝移植物与小肠、胰腺移植物分离,肝移植物置入 $0 \sim 4$ ℃的 UW 液中并交予供肝获取组保存、转运,再按肝移植常规方法进行修整,分离并去除胰腺与十二指肠,同样解剖出肠系膜上静脉 $2 \sim 3$ cm 长;需要胰腺移植者于胰腺下缘离断肠系膜上动脉、静脉离断空肠起始部,从而将小肠移植物与胰腺移植物分离开来,修剪出髂动、静脉,颈动、静脉,以及锁骨下动、静脉,选择其中长度和口径合适的血管用做小肠移植架桥用的血管移植物,修整小肠移植物时,首先自肠系膜上动脉置管,持续灌注 4 ℃的 UW 液约 500 mL,灌洗压力为 9.8 kPa。一般髂血管提供给胰腺移植,小肠移植则取颈内动脉及颈内静脉。

修整过程中应始终保持低温，避免再次热缺血，去除胰腺过程中，应仔细结扎肠系膜血管周围小血管，防止移植后广泛漏血，同时，避免过度灌注所致的血管内皮损伤及小肠水肿。

四、小肠移植术技术操作规范

活体小肠移植手术一般分为三组手术人员，即受体组、供体组及小肠灌洗组。一般供体组和受体组手术同时进行，但是在进行手术关键步骤时需三组间协调，如供体组部分小肠血管切断，肠管切取前必须再次确定受体组小肠移植手术必需性和可行性，同时确定小肠灌洗组已做好进行器官灌洗准备，尽量减少肠管热缺血时间。

(一)操作方法及程序

术前进行血管评估，手术中应该建立 2～4 条中心静脉通路，最好同时包括膈上和膈下中心静脉。对单独小肠移植或者改良多脏器移植，通常使用腹正中切口，视需要加做横行切口。对包括肝脏的移植，应该使用双侧肋缘下切口，必要时加腹正中切口。器官切除后建立血管吻合通路，强烈建议使用血管架桥以降低手术操作复杂度。进行血管吻合时，通常先进行静脉吻合，静脉长度应该合适，注意避免扭转，开始静脉吻合时，从动脉缓慢灌注冰冻胶体，以保持供肠低温状态，并置换移植肠血管床中的 UW 液。吻合后开放血流(记录时间至分秒)，观察移植肠颜色由苍白变红润，恢复蠕动功能，此时腹腔用温热水冲洗复温。完成血管吻合后，行消化道重建，分别行移植肠远、近端与自体残留结肠(回肠残端)、近端肠管吻合，近端跨吻合口置入营养管，远端移植肠自腹壁拉出造口，作为观察窗。最后，关腹。

(二)小肠移植手术关键点

器官切除时，单独小肠移植，游离切除残留的无功能空肠或回肠，保留适当的空肠，尽可能保留结肠；肝小肠联合移植，切除肝脏，保留或者切除肝后下腔静脉；多脏器联合移植时，需要切除更多的相应脏器，包括胃的多器官移植，近端切断线位于食管下段或者胃上部；不包括胃的多器官移植，应该行自体的胃次全或者部分切除术，同时整块切除肝脏、胰十二指肠、脾脏和残留小肠。

建立血管吻合通路时，单独小肠移植，器官通常至少包含部分供者肠系膜上动脉和肠系膜上静脉，肾下腹主动脉通常足以完成动脉桥血管的吻合，血管流出道根据解剖的不同可以有多个选择，包括受者门静脉、脾静脉、肠系膜上静脉、下腔静脉，使用静脉血管桥通常可以降低操作复杂度；对肝小肠联合移植受者，动脉血流可以在腹腔动脉上方或者肾动脉下方腹主动脉架桥，如果是多脏器移植，通常保留一段供者的腹主动脉/胸主动脉以简化这一操作，静脉吻合在受者和供器官的肝下下腔静脉之间进行。

血管吻合时，需高度注意预防术后出血及血管血栓形成，单独小肠移植时，进行供者肠系膜上静脉或者门静脉与桥血管吻合，回流至门静脉或者腔静脉都可以，供者肠系膜上动脉吻合至动脉血管桥，下腔静脉吻合的优势是技术相对简单，在肝脏疾病时亦可使用；对肝小肠联合移植和多脏器移植，在供者和受者的腹腔动脉上、下腔静脉段进行吻合，供者主动脉吻合至血管桥，在完整保留受者下腔静脉的情况下，不需要再吻合肝下腔静脉，静脉吻合完成之后进行动脉吻合。术后根据情况及早使用抗凝等对症治疗，另外，自血管吻合起应使受体保持血流动力学稳定，血压维持在 120/80 mmHg 以上，避免血压过低及波动。

消化道重建时，单独小肠移植和肝小肠联合移植，近端消化道吻合通常位于空肠；对多脏器移植，如果包括胃，则进行胃-胃吻合或者食管-胃吻合，要同时进行幽门成形，如果不包括胃，最好的选择应该是残胃或者食管供者空肠 Roux-en-Y 吻合，也可以进行残胃供者空肠侧-侧吻合，后者的胆汁反流性胃炎等并发症类似于毕 Ⅱ 式吻合。有部分短肠综合征患者自体残留空肠极短，甚至只残留十二指肠降段或水平部，此时由于上消化道大量胃液、胆汁、胰液通过近端吻合口，极易产生消化道漏及出血，为了尽量规避次并发症，近端吻合口吻合需十分确切牢靠，可采用直视下手工吻合，对肠管系膜缘进行更加仔细地缝合，避免术后吻合口出血。

关腹时，由于很多受者此前多次手术形成切口瘢痕、放置营养管及肠造口都增加了关腹难度，此类受者多有腹腔感染病史，腹腔瘢痕愈合以及小肠切除造成腹腔容积明显缩小。部分小肠移植受者特别是腹腔多脏器联合移植受者，无法完成一期筋膜关闭，为了避免术后腹内高压甚至腹腔间隔室综合征，可仅关闭皮肤，采用人工材料临时覆盖裸露的脏器，待术后充分复苏、水肿消退后，进行二次探查手术以确定性关腹。腹壁巨大缺损时，也可以进行腹壁移植。

术中应常规使用头孢哌酮钠舒巴坦钠(或根据术前用药特点及药敏选择)3 g，麻醉开始或切皮前静脉滴注，手术超过 3 小时或术中出血量大的手术中，则追加一剂；伏立康唑注射液 200 mg，静脉注射，每日 2 次；更昔洛韦注射液 250 mg，静脉注射，每日 2 次。血管吻合前给予抗人胸腺细胞免疫球蛋白 50 mg，静脉泵注；用此药前 30 min，甲泼尼龙琥珀酸钠注射液 500 mg 静脉泵注及抗组胺药苯海拉明(盐酸异丙嗪)25 mg 肌内注射或静脉滴注；同时在血管吻合前还需要给予丙种免疫球蛋白 20 g，静脉滴注。血管吻合后即刻给予他克莫司注射液 2 mg，持续微量泵注射；抗人胸腺细胞免疫球蛋白 25 mg，静脉泵注；ATG 后甲泼尼龙琥珀酸钠注射液 500 mg，静脉泵注；血管吻合后还需要给予丙种免疫球蛋白 10 g，静脉滴注。手术过程中视情况可予输注人血白蛋白，使用激素时可同时给予 PPI 制剂，如奥美拉唑注射液等。

（三）术后处置

术后早期推荐尽早脱离呼吸机，避免肺部并发症，促进患者早期肺部锻炼及术后康复训练。术后常规给予预防感染治疗、抗免疫排斥治疗及补液营养支持治疗等，需严密观察病情发展变化，注意有无出血、急性排斥反应、血管血栓等并发症。术后早期需每日常规监测血、生化、凝血常规及他克莫司药物浓度，常规留送痰液、血液、尿液及腹腔引流液行细菌培养及药敏检测。术后前三天常规超声监测，观察移植肠动静脉血管吻合是否通畅、狭窄，周围是否有积液，如因肠道气体干扰等可间接观察移植肠系膜是否水肿、移植肠肠壁血流情况、肠壁有无水肿肥厚、肠道蠕动情况、有无腹腔积液或有无胸腔积液等。超声检查无法确定血管吻合口血栓时，可急诊行血管增强 CT。

五、特殊小肠移植技术操作规范

（一）高龄小肠移植技术操作规范

虽然小肠移植受者年龄并无严格的上限，但高龄是其一个危险因素，移植后并发症发生率和死亡率较高，65 岁以上属相对禁忌证。手术操作无特殊区别，但应注意常见的老年病、全身情况，尽量减少并发症，应注意以下几点：①术前全身系统检查与评估，改善全身情况。围手术期加强心肺保护，预防心脑血管意外。②老年人肝、肾、骨髓等重要脏器储备能力下降，而一些免疫抑制剂和抗感染药物毒性较大，应密切关注。③老年肠衰竭患者术前存在营养相对不足，主动活动受限，术前应注意营养状态和肌肉功能评估。④由于老年人理解力减弱，记忆力下降，因此需要加强和老年人沟通，指导按医嘱规范用药。⑤老年人免疫抑制剂用量一般低于青壮年，应定期检测血药浓度，及时调整药量。⑥老年人切口愈合较慢，发生感染概率更大，应密切关注。

（二）儿童小肠移植技术操作规范

儿童小肠移植的器官捐献供肠应该选择年龄相当、体重略小于受者的供者。儿童患者更容易发生肠衰竭相关性肝损害，因而儿童接受肝小肠联合移植的比例高于成人。儿童小肠移植的特殊技术问题具体表现在以下几个方面：①儿童小肠移植要注意腹腔容积不足的问题，尤为突出的是小于 5 岁的儿童接受亲属活体供肠时，即使是 150 cm 的成人小肠也无法一期关腹，需要选择儿童脑死亡器官捐献供者，必要时应用临时关腹技术。②由于小儿小肠处于生长发育阶段，其代偿能力高于成人，在发生肠衰竭性肝损害的患者中，部分患者可以进行肝移植纠正肝衰竭，进而为残留小肠的进一步代偿提供时间窗口。③儿童应该按照体重给予免疫抑制剂，并密切监测血药浓度。④激素可导致儿童骨骼生长迟缓，可酌情减量或停用。

(三)再次和多次小肠移植技术操作规范

再次和多次小肠移植的比例不高,但再次移植有移植类型升级现象,即首次移植是单独小肠移植或肝小肠联合移植,再次移植时可能变成肝小肠联合移植或腹腔多器官联合移植。再次和多次小肠移植的特殊技术问题具体表现在以下几个方面:①必须更严格地选择供者,术前检测 PRA,以了解血清中预存抗体的特异性和滴度,预存抗体高滴度者可进行相关的处理。②应慎重把握时机,对于由于排斥反应导致需要再次移植者,最好在移植肠功能丧失半年后进行再次移植;对于因非免疫因素导致首次移植失败者,身体情况允许条件下可早期接受再次移植。③全面受者评估。

六、小肠移植术后营养支持

小肠移植的最终目标是恢复受者的肠道功能,并最终摆脱肠外营养支持,从而恢复肠内营养和普通饮食。但是移植小肠功能恢复是一个漫长、渐进的过程:①在移植小肠功能恢复前,肠外营养支持是肠移植受体的主要能量、营养来源。②术中移植小肠近端行插管造口,为术后早期肠内营养及肠道给药建立良好的通路。③移植肠功能逐渐恢复的过程中,肠外营养支持可缓慢过渡到肠内营养。④在过渡过程中应用肠内营养加肠外营养的方式,监测木糖吸收试验、氮平衡、粪脂、口服他克莫司后血药浓度,有助于了解移植肠对糖、脂肪、蛋白质吸收功能的恢复状况,调整肠内营养的配方和用量,另外,监测营养状态指标(如体格测量、免疫功能、血清白蛋白、基础能量代谢等)和肠内营养耐受性,以指导营养支持并观察其疗效。⑤一旦消化道动力恢复且无吻合口漏,开始口服低脂饮食,在受者耐受和有效维持营养状态的前提下,逐步过渡至完全口服普通饮食。

七、移植小肠切除术

(一)影响移植物及受体长期存活的因素

(1)术后并发症:如小肠移植术后外科并发症、感染、排斥反应、移植物抗宿主病、移植后淋巴增生性疾病。

(2)小肠移植供体的选择和移植术式:亲缘性活体小肠移植术后移植物及宿主存活率显著高于尸体小肠移植,主要由于手术时机可控,有时间纠正供受体移植手术不利因素;切取供肠时间可控,可缩短器官缺血时间,减少再灌注损伤;筛选更佳组织配型,良好的组织配型有助于提高移植远期治疗效果。肝小肠联合移植可以提高移植肠及宿主的长期生存,其原理可能与诱导免疫耐受有关,对于伴有不可逆肝损害以及再移植的小肠移植患者首选肝小肠联合移植。

(3)小肠移植术后急慢性肾功能衰竭发生率高：原因是小肠移植患者经历了长期依赖肠外营养治疗，过多的液体负荷以及反复的中心静脉导管感染、肾结石等已经引起肾功能不全，加之移植手术打击、长期使用免疫抑制剂及其他肾毒性药物，常会发生急慢性肾功能障碍。

(4)肿瘤的发生：理论上长期使用免疫抑制剂可致肿瘤的发病率增高，应重视肿瘤发生对受体存活的影响。

(二)移植小肠切除术操作规范

由于各种原因导致移植小肠失去功能，需切除丧失功能的移植小肠，这是挽救受者生命的最佳选择。切除移植小肠后，可等待再次小肠移植手术。移植小肠功能丧失的影响因素主要有排斥反应(反复排斥反应难以逆转)，血管并发症治疗失败，以及其他原因导致的移植小肠坏死或丧失功能。

移植小肠切除术操作方法及程序：患者取平卧位，麻醉采用气管内插管全麻，根据病情需要选择适当的切口进腹，游离腹腔内粘连器官，暴露移植肠的动脉、静脉吻合口，尽可能切除移植小肠的肠系膜上动脉，靠近吻合口结扎移植肠的肠系膜上静脉，切除移植小肠，尽可能恢复自体残存消化道连续性。

八、总结

随着小肠移植的移植物和受体存活率的提高，小肠移植逐步成为肠衰竭患者替代肠外营养支持的重要治疗方式，小肠移植的适应证也在不断放宽。此时，小肠移植始终是无法耐受肠外营养的肠衰竭患者的唯一解救手段。随着对移植后免疫抑制治疗的深入了解，诱导免疫耐受的形成成为提高移植术后长期生存的关键。抗体介导的免疫排斥(DSA)预测移植物免疫损伤成为共识。当前医学领域中，抗体介导的免疫排斥、移植物与宿主免疫细胞迁移、共存的"嵌合现象"，都成了小肠移植的研究热点。

参 考 文 献

[1] 李开宗,窦科峰.腹部创伤诊治思考[M].北京:人民军医出版社,2013.

[2] 李原,任建安.腹部创伤合并腹腔感染诊治进展[J].中国实用外科杂志,2016,36(2):238-240.

[3] XI F C, TAN S J, GAO T, et al. Low skeletal muscle mass predicts poor clinical outcomes in patients with abdominal trauma[J]. Nutrition,2021:89.

[4] 沈洪兵,齐秀英.外科学[M].北京:人民卫生出版社,2017.

[5] 郑树森.外科学[M].北京:中国医药科技出版社,2020.

[6] 张朝佑.人体解剖学[M].2版.北京:人民卫生出版社,1998.

[7] 李新华,韩永明.人体解剖学[M].上海:上海科学技术出版社,2019.

[8] 李一丁,王晓谦,洪流.腹部枪弹伤治疗原则[J].创伤外科杂志,2020,22(8):638-641.

[9] 王晓谦,洪流.腹部战创伤动物模型的研究进展[J].创伤外科杂志,2019,21(6):468-470.

[10] 黄光斌,胡平.腹部创伤院前急救[J].创伤外科杂志,2020,22(7):558-561.

[11] 王梅平,徐先锋,鲁阳春,等.新型枪弹伤动物模型应用于腹部战创伤研究[J].中华灾害救援医学,2018,6(11):610-613.

[12] 李蓉,常留栓,张婷婷,等.海警人员核化生威胁防护装备发展策略研究[J].医疗卫生装备,2021,42(4):72-75.

[13] 黄建松,丁猛,仇顺海.海军新概念武器对人员的损伤效应及医学防护[J].第二军医大学学报,2019,40(10):1144-1147.

[14] 刘良明,白祥军,李涛,等.创伤失血性休克早期救治规范[J].创伤外科杂志,2017,19(12):881-883,891.

[15] RAJE V, AHERN K W, MARTINEZ B A, et al. Adipocyte lipolysis drives acute stress-induced insulin resistance[J]. Sci Rep, 2020,10(1):18166.

[16] COCCOLINI F, KLUGER Y, MOORE E E, et al. Trauma quality indicators: internationally approved core factors for trauma management quality evaluation[J].

World J Emerg Surg, 2021,16(1):6.

[17] MESSERER D A C, HALBGEBAUER R, NILSSON B, et al. Immunopatho-physiology of trauma‐related acute kidney injury[J]. Nat Rev Nephrol, 2021,17(2):91-111.

[18] 付小兵. 中华战创伤学(第6卷):胸腹部战创伤[M]. 郑州:郑州大学出版社,2016.

[19] 李开宗,窦科峰. 腹部创伤诊治思考[M]. 北京:人民军医出版社,2013.

[20] 李桂民,薛明喜,李晓梅. 急症腹部外科学[M]. 北京:人民军医出版社,2010.

[21] 王一镗,刘中民. 心肺脑复苏[M]. 3版. 上海:上海科学技术出版社,2020.

[22] 张连阳. 结直肠损伤[J]. 创伤外科杂志,2012,14(3):287-289.

[23] 戴洪山,王新波,李维勤,等. 创伤性十二指肠损伤临床特点及救治:附19例报告[J]. 中国实用外科杂志,2013,33(2):153-158.

[24] 吴国豪,谈善军. 成人家庭肠外营养中国专家共识[J]. 中国实用外科杂志,2017, 37(4): 406-411.

[25] 樊代明. 疫后医学发展的思考[J]. 医学争鸣,2021, 12(1): 1-7.

[26] ITZHAKI M H, SINGER P. Advances in medical nutrition therapy: parenteral nutrition[J]. Nutrients, 2020, 12(3):717.

[27] PIRONI L, CORCOS O, FORBES A, et al. Intestinal failure in adults: Recommendations from the ESPEN expert groups[J]. Clinical Nutrition, 2018, 37(6 Pt A): 1798-1809.

[28] MORGAN J, DIBB M, LAL S. Intestinal failure‐associated liver disease in adult patients[J]. Current Opinion in Clinical Nutrition and Metabolic Care, 2019, 22(5): 383-388.

[29] PIRONI L, ARENDS J, BOZZETTI F, et al. ESPEN guidelines on chronic intestinal failure in adults[J]. Clin Nutr, 2016,35(2):247-307.

[30] 沈如婷,罗娟,黄迎春,等. 短肠综合征患者饮食行为特征及管理的质性研究[J]. 临床普外科电子杂志,2021, 9(1): 56-61.

[31] 王笑妍,谢莉娜,沈志纲,等. 短肠综合征患者围手术期营养支持治疗分析[J]. 中南药学,2021, 19(5): 1010-1013.

[32] 朱长真,王峰,李元新. 肠道非移植手术治疗短肠综合征最新进展[J]. 中国实用外科杂志,2021, 41(5): 592-596.

[33] FILIPPI J, RUBIO A, LASSERRE V, et al. Dose‐dependent beneficial effects of citrulline supplementation in short bowel syndrome in rats. Nutrition, 2021, 85: 111-118.

[34] HARGROVE D M, ALAGARSAMY S, CROSTON G, et al. Pharmacological

characterization of apraglutide, a novel long - acting peptidic glucagon - like peptide - 2 agonist, for the treatment of short bowel syndrome[J]. J Pharmacol Exp Ther, 2020, 373(2): 193 - 203.

[35] HUARD G, SCHIANO T, MOON J, et al. Choice of allograft in patients requiring intestinal transplantation: a critical review[J]. Canadian journal of gastroenterology & hepatology, 2017.

[36] 中华医学会器官移植学分会, 中国医师协会器官移植医师分会. 中国成人小肠移植临床诊疗指南(2016 版)[J]. 中华器官移植杂志, 2017, 38(1): 45 - 50.

[37] 中华医学会器官移植学分会. 移植小肠病理学临床操作规范(2019 版)[J]. 器官移植, 2019, 10(5): 552 - 558.

[38] 中华医学会器官移植学分会. 小肠移植临床技术操作规范[J]. 中华器官移植杂志, 2019, 40(10): 580 - 590.

[39] GANOZA A, MAZARIEGOS G V, KHANNA A. Current status of graft - versus - host disease after intestinal transplantation[J]. Curr Opin Organ Transplant, 2019, 24(2): 199 - 206.